名院名医 超声疑难病例解析

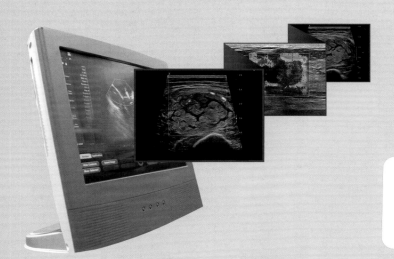

浅表组织器官
超声疑难病例解析

康春松 ◎ 主编

科学技术文献出版社
SCIENTIFIC AND TECHNICAL DOCUMENTATION PRESS

·北京·

图书在版编目（CIP）数据

浅表组织器官超声疑难病例解析 / 康春松主编. —北京：科学技术文献出版社，2017. 12
ISBN 978-7-5189-3423-2

Ⅰ.①浅…　Ⅱ.①康…　Ⅲ.①人体器官—病案　Ⅳ.① R322

中国版本图书馆 CIP 数据核字（2017）第 245358 号

浅表组织器官超声疑难病例解析

策划编辑：张　蓉　　责任编辑：张　蓉　　责任校对：文　浩　　责任出版：张志平

出　版　者	科学技术文献出版社
地　　　址	北京市复兴路15号　邮编 100038
编　务　部	(010) 58882938，58882087（传真）
发　行　部	(010) 58882868，58882874（传真）
邮　购　部	(010) 58882873
官 方 网 址	www.stdp.com.cn
发　行　者	科学技术文献出版社发行　全国各地新华书店经销
印　刷　者	北京地大彩印有限公司
版　　　次	2017 年 12 月第 1 版　2017 年 12 月第 1 次印刷
开　　　本	787×1092　1/16
字　　　数	281千
印　　　张	15.75
书　　　号	ISBN 978-7-5189-3423-2
定　　　价	139.00元

编委会名单

前言 / Preface

请观看康春松教授精彩访谈

　　浅表器官超声诊断是超声诊断学的重要组成部分，涉及范围广。本书编写重点为浅表器官（如乳腺、甲状腺、甲状旁腺、涎腺、阴囊、睾丸及附睾等）和浅表组织（如皮肤、肌肉与肌腱、骨与关节、淋巴结及软组织等）。浅表器官疾病种类多，异病同影、同病异影常会导致疾病的误诊。为此，山西医学科学院·山西大医院超声科积累了日常工作中的典型病例、特殊病例及疑难病例，创建了微信公众平台"大医超声"，平台成立已一年有余，全科人员始终坚持学习并不断更新，逐渐增加、丰富平台内容。本书所收集病例均来源于"大医超声"微信平台。

　　本书共分5章，包括乳腺、甲状腺及甲状旁腺、涎腺及颈部、男性生殖系统及其他。全书共收集病例156例、630余幅图。所有病例均从临床疾病概述、超声特征、超声诊断、其他影像学特征及病理诊断等多角度深入分析、学习，并总结诊断思路、诊断体会、诊断经验。在病例解析书写过程中，科室人员查阅文献，并斟酌用词，力求病例中的各知识点表述准确、客观。由于时间有限，每章并未含有该系统的全部疾病，但我们将继续收集病例，在第一辑的基础上继续努力，争取出版第二辑……。本书文字流畅、图文相辅，对各级超声诊断医师具有指导意义，对影像学专业师生及相关的临床医师亦有参考价值。

　　在该书的编写过程中，得到了病理、影像专业前辈及超声工作者的大力支持，前辈们对病例的深入点评，提出的宝贵意见，使之更加完善。此外，科学技术文献出版社的密切配合，亦是写作的动力。在此，一并表示衷心感谢！由于水平和时间所限，书中不足之处、错误和疏漏在所难免。欢迎广大读者和同道们提出宝贵意见，以备今后再版时改正。

编者

目录
Contents

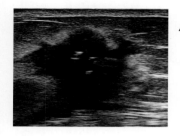

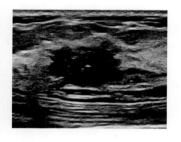

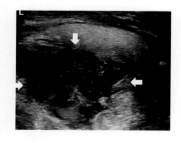

CONTENTS

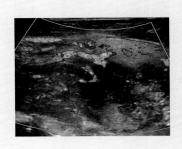

第三章　涎腺及颈部

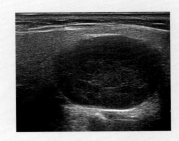

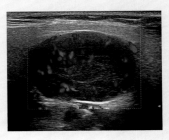

第四章　男性生殖系统

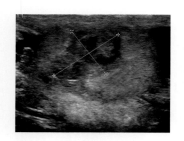

第五章　其他

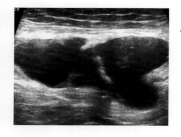

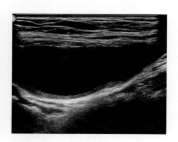

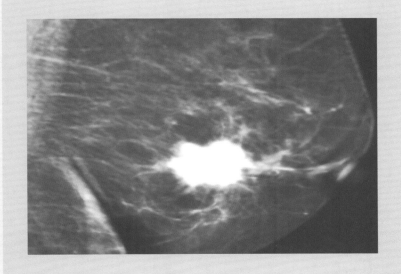

【第一章】

乳　腺

第一节　乳腺浸润性导管癌

※ 病史

患者女性，64岁，发现左乳肿物3天，查体：左乳实性肿物，质硬，活动度差，表面欠光滑，与周围组织分界不清。

※ 超声

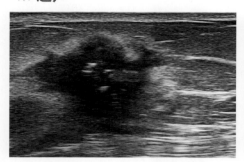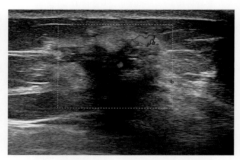

图 1-1-1　左乳 10 点见实性低回声结节，大小为 2.1cm×2.3cm，纵横比＞1，边界不清楚，形态不规则，内部多发点状钙化，边缘毛刺、成角，周围高回声反应带，后方回声衰减，内部少量血流信号

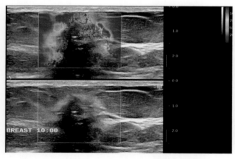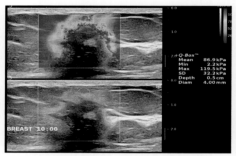

图 1-1-2　实时剪切波弹性成像（SWE）显示质硬，呈"硬环征"，最大弹性模量（Emax）=119.5kPa

超声诊断　左乳 10 点实性结节，乳腺影像报告和数据系统（BI-RADS）：5 级（图 1-1-1，图 1-1-2）。

※ 其他影像—钼靶

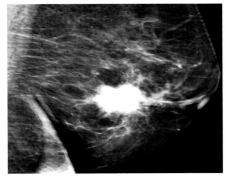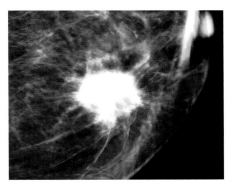

图 1-1-3　左乳内侧上下交界中带不规则肿块影，星芒状，细小多形性钙化，
左乳晕皮肤略增厚、回缩

钼靶诊断　左乳内侧肿块影伴钙化，BI-RADS：5 级（图 1-1-3）。

※ 病理

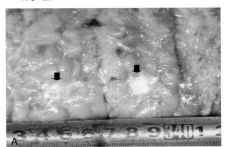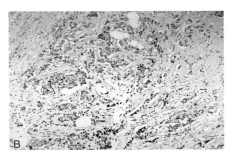

图 1-1-4　乳腺浸润性导管癌的病理组织图
A. 左乳肿物（⬆），实性，灰白色，质脆，与周围组织分界不清；
B. 增生的纤维组织内可见浸润性生长的细胞巢，核有异型性（HE，×40）

病理诊断　浸润性导管癌（图 1-1-4）。

※ 评述

疾病概述

◆ 浸润性导管癌是乳腺癌最常见的类型，占 70% ~ 80%；

◆ 癌细胞来源于乳腺导管上皮细胞，突破管壁基底膜向周围间质浸润；

◆ 中、老年女性多见，多见于 40 岁以上，近年趋于年轻化；

◆ 外上象限多发，乳晕区次之；

◆ 病理上根据细胞异型性分为 Ⅰ 级（3、4、5 分）、Ⅱ 级（6、7 分）、Ⅲ 级（8、9 分）。

诊断要点

◆ 乳腺内低回声实性肿块；

◆ 边界不清楚，边缘不光整，成角、毛刺，无包膜；

◆ 纵径 / 横径＞ 1；

◆ 肿块周边高回声反应带 —— "恶性晕征"；

◆ 肿块内部点状钙化，弥漫性、簇状或散在分布；

◆ 肿块内血流信号增多，有新生血管形成；

◆ 弹性成像质硬，呈 "硬环征"。

另附病例 **1**

※ **病史**

患者女性，61 岁，发现左乳肿物 1 周。

※ **超声**

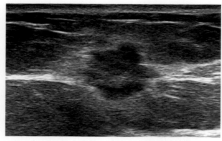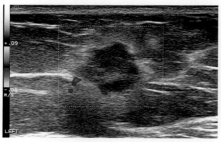

图 1-1-5　左乳 1 点见实性低回声结节，大小为 1.4cm×1.7cm，边界不清楚，
形态不规则，边缘毛刺、成角，周围高回声反应带，无明显血流信号

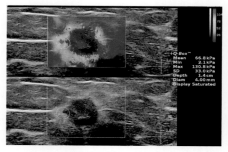

图 1-1-6　SWE 显示质硬，呈 "硬环征"，Emax=130.8kPa

超声诊断　左乳 1 点实性结节，BI-RADS：5 级（图 1-1-5，图 1-1-6）。

病理诊断 浸润性导管癌Ⅲ级 8 分。

另附病例**2**

※ 病史

患者女性，59 岁，发现右乳肿物 2 天。

※ 超声

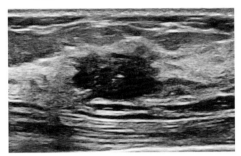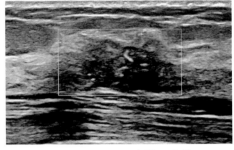

图 1-1-7 右乳 10 点见实性低回声结节，大小为 2.5cm×1.5cm，边界不清楚，
形态不规则，毛刺、成角，内部点状钙化，少量血流信号

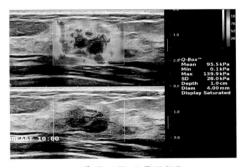

图 1-1-8 SWE 显示质硬，呈"硬环征"，Emax=139.9kPa

超声诊断 右乳 10 点实性结节，BI-RADS：5 级（图 1-1-7，图 1-1-8）。

病理诊断 浸润性导管癌Ⅱ级 7 分。

另附病例**3**

※ 病史

患者女性，47 岁，发现左乳肿物 2 周。

※ 超声

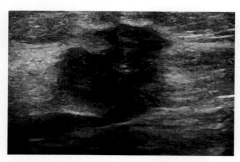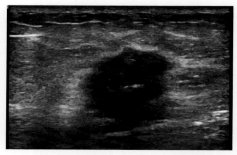

图 1-1-9　左乳 10 点见实性低回声肿物，大小为 2.1cm×2.3cm，纵横比＞1，边界不清楚，
形态不规则，内部点状钙化，边缘毛刺、成角，周围高回声反应带

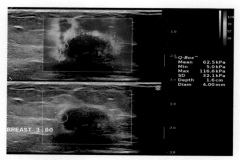

图 1-1-10　SWE 显示质硬，
呈"硬环征"，Emax=116.6kPa

超声诊断　左乳 10 点实性结节，BI-RADS：5 级（图 1-1-9，图 1-1-10）。

病理诊断　浸润性导管癌Ⅱ级 7 分。

（门殿霞）

第二节　乳腺导管内癌

病　例 1

※ 病史

患者女性，43 岁，发现左乳肿物 2 年余，查体：左乳外下象限 5 点触及一肿物，质硬，与周围组织分界欠清，活动度差。

※ 超声

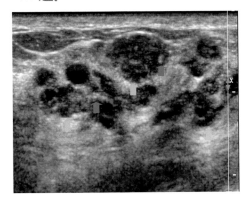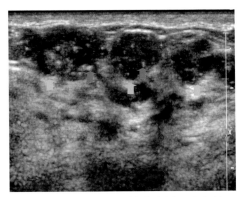

图 1-2-1　左乳 3—6 点见多发乳导管扩张（ ⬆ ），较宽处为 0.7cm，管腔内低回声实性组织充填，回声不均，可见散在或簇状分布的微小钙化（ ⬆ ）

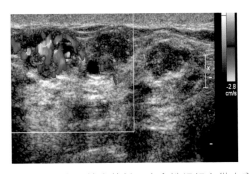

图 1-2-2　扩张导管内的低回声实性组织血供丰富

超声诊断　左乳 3—6 点多发导管扩张伴其内实性组织充填并多发微小钙化，BI-RADS：5 级（图 1-2-1，图 1-2-2）。

※ 其他影像—钼靶

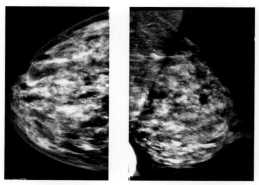

图 1-2-3　左乳结构紊乱，沿导管走行多发钙化

钼靶诊断　左乳结构紊乱伴钙化，BI-RADS：5 级（图 1-2-3）。

※ 病理

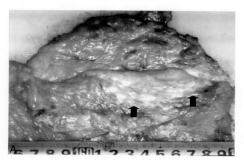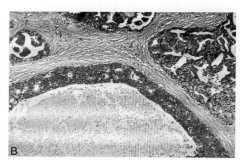

图 1-2-4　乳腺导管内癌的病理组织图
A. 左乳外下象限可见一粗糙区（↑），部分区域钙化；B. 导管上皮异型增生，
核呈中 - 高级别特征，管腔内可见坏死（HE，×40）

病理诊断　导管内癌 Ⅱ—Ⅲ 级，伴坏死及多灶性钙化（图 1-2-4）。

病　例 2

※ 病史

患者女性，69 岁，发现右乳肿物 2 个月余。

※ 超声

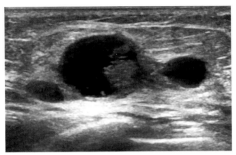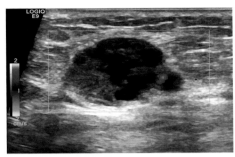

图 1-2-5　右乳 10—11 点见导管扩张，内部不规则形实性肿块，少量血流信号

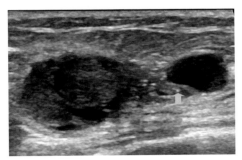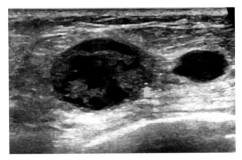

图 1-2-6　导管内实性肿块伴多发散在微小钙化（⬆）

超声诊断　右乳 10—11 点导管扩张伴其内实性肿块并多发微小钙化，BI-RADS：5 级（图 1-2-5，图 1-2-6）。

病理诊断　导管内癌 II—III 级。

病　例 3

※ 病史

患者女性，45 岁，体检钼靶发现左乳钙化 2 天。

※ 超声

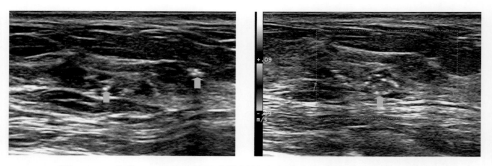

图 1-2-7　左乳 1—2 点腺体层内沿导管走行的多发簇状微小钙化（⬆）

超声诊断　左乳 1—2 点多发微小钙化，BI-RADS：4C 级（图 1-2-7）。

病理诊断　导管内癌Ⅱ—Ⅲ级。

病 例 4

※ 病史

患者女性，52 岁，发现右乳肿物 3 个月，不伴乳头溢液。

※ 超声

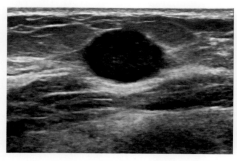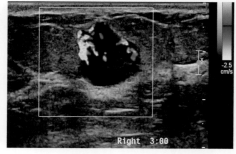

图 1-2-8　右乳 3 点见实性低回声肿物，边界清楚，形态欠规则，血流信号较丰富

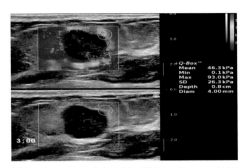

图 1-2-9　SWE 显示质地稍硬，Emax=93kPa

超声诊断　右乳 3 点实性低回声肿物，BI-RADS：4C 级（图 1-2-8，图 1-2-9）。

钼靶诊断　右乳内侧肿块影，BI-RADS：4C 级。

病理诊断　导管内癌Ⅰ级。

※ 评述

疾病概述

◆ 乳腺导管内癌（原位癌），来源于导管上皮，未突破基底膜，局限于导管内，无间质浸润，病理上根据细胞异型性分为Ⅰ、Ⅱ、Ⅲ级，预后好；

◆ 临床表现：乳头溢血（溢液）或无痛性肿块；

◆ 典型钼靶特征是簇状密集的微小钙化，检出率约为 70%，是目前公认的导管内癌的主要诊断方法；

◆ 超声对微小钙化敏感度较低，对导管内癌的诊断准确率较低，但对扩张导管内的肿块或结节敏感度较高。

超声图像特征及价值

乳腺导管内癌的超声表现复杂多样，有以下改变时，可谨慎考虑恶性：

（1）导管扩张伴导管内不规则形实性肿物；

（2）沿导管走行簇状分布微小钙化；

（3）无明确肿块，但局部结构紊乱，微小钙化明显。

超声及其他影像可推测良恶性，不能做出导管内癌（原位癌）的诊断。

（门殿霞）

第三节　乳腺髓样癌

※ 病史

患者女性，52 岁，发现右乳肿物半个月，查体：右乳头内下方触及一肿物，大小为 3cm×2cm，表面光滑、质韧，活动度尚可，无触痛，与周围组织分界清楚。

※ 超声

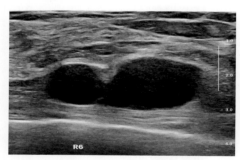 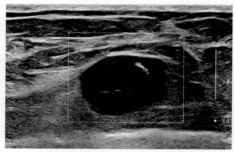

图 1-3-1　右乳 6 点见两个实性极低回声结节，大小为 2.2cm×1.7cm、1.3cm×1.2cm，边界清楚，形态规则，回声均匀，大者少量血流信号，小者无血流信号

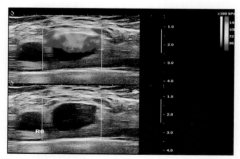

图 1-3-2　SWE 显示质地较软，Emax=58.8kPa

超声诊断　右乳 6 点实性低回声肿物，BI-RADS：4B 级（图 1-3-1，图 1-3-2）。

※ 其他影像—钼靶

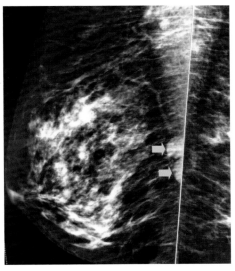

图 1-3-3　乳腺内外斜位投影（MLO 位）：右乳两枚肿块影（ ⬆ ），
双乳头尾位（CC 位），未显示

钼靶诊断　右乳两枚肿块影（CC 位未显示），BI-RADS：0 级（图 1-3-3 ）。

※ 病理

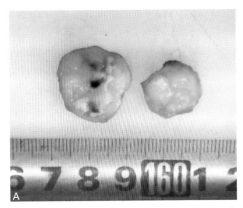
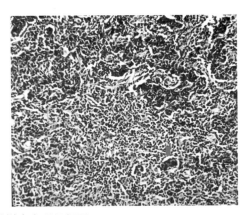

图 1-3-4　乳腺髓样癌病理组织图
A. 结节样肿物 2 个，质韧；B. 肿瘤细胞呈合体细胞样（ ⬆ ）生长，
混合显著的淋巴浆细胞浸润，缺乏腺样分化（HE，×100 ）

病理诊断　髓样癌（图 1-3-4 ）。

※ 评述

疾病概述

◆ 乳腺髓样癌是一种特殊类型的浸润性乳腺癌，少见；

◆ 常见于 50 岁以下，绝经期前后；

◆ 典型髓样癌体积偏大，质软，一般与周围组织分界清楚，生长缓慢，预后较好；

◆ 临床及影像学表现与乳腺良性肿瘤类似，易误诊。

诊断要点

典型髓样癌超声表现：

◆ 体积偏大、质软、膨胀性生长、位置深、无包膜；

◆ 低回声或极低回声，部分可坏死液化；

◆ 血供较丰富。

非典型髓样癌超声表现类似于非特殊类型浸润性乳腺癌。

鉴别诊断

◆ 纤维腺瘤：年轻人多见，包膜完整，内部低回声，液化坏死少见；

◆ 叶状肿瘤：短期增大，多见于内分泌紊乱期，分叶状，回声偏高，多见裂隙样液化区。

（门殿霞）

第四节　炎性乳癌

※ 病史

患者女性，25 岁，哺乳 1 年，左乳肿大 2 个月，不伴全身发热，查体：左乳明显肿大，质硬，外下象限"橘皮样"外观。

※ 超声

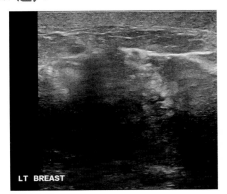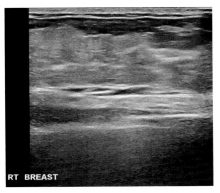

图 1-4-1　左乳皮肤、皮下脂肪层、腺体层增厚，腺体回声减低、杂乱，
未见明确包块及液性无回声区

超声诊断　左乳皮肤、皮下脂肪层、腺体层弥漫性改变（图 1-4-1），炎性？

消炎治疗 1 周后复查：

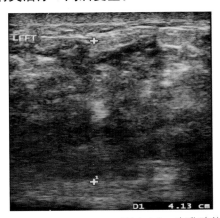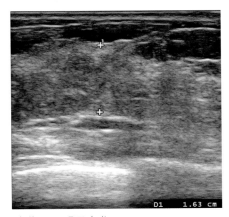

图 1-4-2　左乳腺体层声像图无明显变化

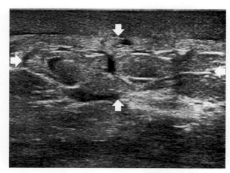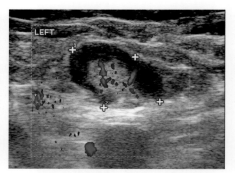

图 1-4-3　左乳皮下脂肪层（⇑）呈"龟裂状"改变，左侧腋窝淋巴结肿大

超声诊断　左乳炎性乳癌不除外，建议穿刺活检（图 1-4-2，图 1-4-3）。

穿刺病理　浸润性癌。

※ 评述

疾病概述

◆ 炎性乳癌为罕见的临床类型，非病理组织类型，多为低分化腺癌；

◆ 乳房弥漫性变硬、变大，红肿热痛，与急性炎症相似；

◆ 病程短，进展快，易远处转移，预后差。

诊断要点

◆ 皮肤、皮下增厚，脂肪组织形态消失，回声增强、紊乱，淋巴管纡曲扩张，呈"龟裂状"——最具有诊断意义的超声特征；

◆ 腺体回声紊乱，血流丰富；

◆ 同侧腋窝淋巴结肿大。

鉴别诊断

鉴别诊断见表 1-4-1。

表 1-4-1　炎性乳癌与急性乳腺炎的鉴别诊断

	炎性乳癌	急性乳腺炎
年龄	任何年龄	多为哺乳期年轻女性
全身症状	无	白细胞升高，全身反应明显
皮肤改变	皮肤厚韧、不平整，橘皮样，弥漫	皮肤光滑、薄，红肿热痛，局限
超声表现	皮下脂肪回声增强，淋巴管纡曲扩张，呈"龟裂状"	不规则片状低无回声区
治疗及预后	消炎无效，需化疗，预后差	消炎治疗，症状及超声图像均改善

（冯婷华）

第五节 妊娠哺乳期乳腺癌

※ 病史

患者女性，34 岁，妊娠期发现左乳肿物。查体：肿物质硬，活动度欠佳；腋窝触及淋巴结，质硬，活动度欠佳。

※ 超声

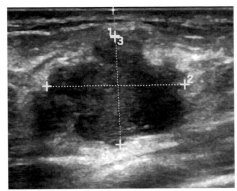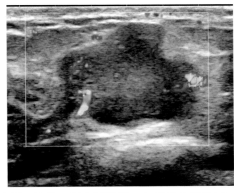

图 1-5-1　左乳 6 点见实性低回声结节，部分边界不清楚，形态不规则，向前凸入脂肪层，边缘呈"蟹足"样，周围可见反应带，内部少量血流信号

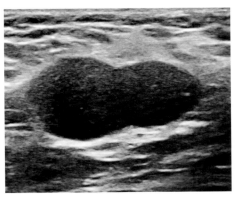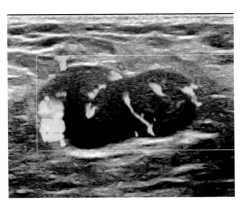

图 1-5-2　左侧腋窝淋巴结，较大者为 2.6cm×0.9cm，边界清楚，结构消失，血流杂乱

超声诊断　左乳 6 点低回声实性结节，BI-RADS：5 级；左侧腋窝淋巴结肿大（图 1-5-1，图 1-5-2），考虑转移性肿瘤（MT）。

※ 病理

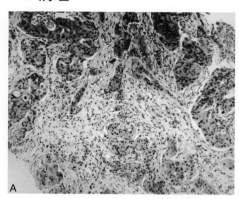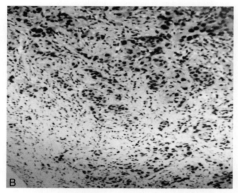

图 1-5-3　妊娠哺乳期乳腺癌病理组织图
A. 乳腺穿刺（HE，×100）；B. 淋巴结穿刺（HE，×200），
可见浸润性生长的细胞巢，核大深染，有显著异型性

病理诊断　乳腺浸润性癌；淋巴结转移性癌组织（图 1-5-3）。

※ 评述

疾病概述

◆ 妊娠哺乳期乳腺癌是指妊娠期、哺乳期或产后 1 年内确诊的原发性乳腺癌，占所有乳腺癌的 1%～2%，属临床诊断，与激素水平改变及免疫功能降低有关；

◆ 临床特点：

（1）起病隐匿，病程进展迅速；

（2）无痛性肿物进行性增大，常伴腋窝淋巴结肿大；

（3）亦可有血性溢液、乳头内陷、局部炎症、皮肤破溃等；

（4）预后较差（发现晚、进展快、远处转移）。

◆ 治疗：新辅助化疗 + 手术。

诊断要点

◆ 实性者：与非哺乳期乳腺癌声像图相似；

◆ 囊实性者：体积大，壁厚，囊性部分透声好，实性部分不规则、血流信号丰富，应注意与脓肿和积乳鉴别；

◆ 多伴有同侧腋窝淋巴结异常。

鉴别诊断

◆ 哺乳期乳腺脓肿：边界不清，囊性部分透声差、加压可流动，周边血供丰富，消炎治疗后肿物变小；

◆ 积乳囊肿（图 1-5-4）：

（1）单纯囊肿型：与一般囊肿类似；

（2）点状回声型：①致密点状回声型：细小点状回声均匀分布；②脂液分层型：上层为脂质，呈均匀密集细小点状回声，下层为液性区；

（3）多囊型：累及多处导管形成蜂窝样潴留囊肿，无明显包膜。

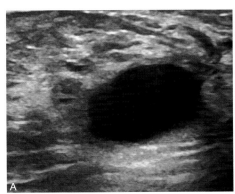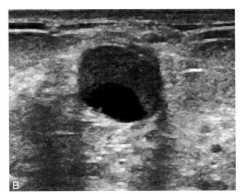

图 1-5-4 积乳囊肿
A. 单纯囊肿型；B. 脂液分层型

预防与检查

◆ 重视孕前体检，发现肿瘤，最好孕前治疗；

◆ 普及乳腺癌健康教育，增强妊娠哺乳期妇女自检意识；

◆ 妊娠哺乳期乳房出现肿块、乳头溢液、乳房皮肤异常改变的患者，应行超声检查；

◆ 对于可疑或持续存在超过 2～4 周的乳腺肿块，有必要行活检评估。

另附病例 1

※ 病史

患者女性，27 岁，妊娠期发现左乳肿物，哺乳 4 个月就诊，查体：肿物质硬，活动度差，腋窝触及肿大淋巴结，质硬。

※ 超声

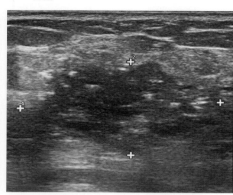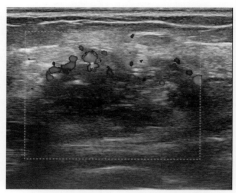

图 1-5-5　左乳 2 点见不均质低回声肿物，大小为 3.4cm×1.7cm×2.0cm，边界不清楚，
形态不规则，边缘成角，内部多发点状强回声，血流信号较丰富

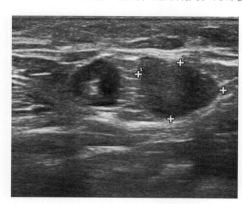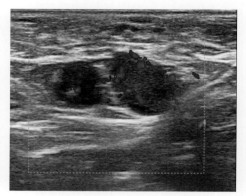

图 1-5-6　左侧腋窝淋巴结，较大者为 1.5cm×1.0cm，边界清楚，结构消失

超声诊断　哺乳期乳腺；左乳 2 点低回声肿物伴钙化，BI-RADS：5 级；左侧腋窝多发淋巴结肿大，考虑 MT（图 1-5-5，图 1-5-6）。

病理诊断　浸润性导管癌（乳腺）；转移性癌组织（淋巴结）。

另附病例 2

※ 病史

患者女性，29 岁，哺乳期发现右乳肿物，查体：肿物质硬，活动度差。

※ 超声

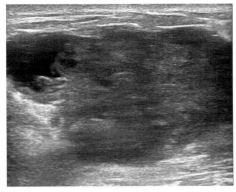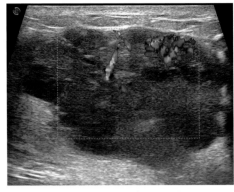

图 1-5-7 右乳 12 点见实性低回声肿物，部分边界不清楚，形态不规则，
内部可见液化坏死区，实性部分血供较丰富

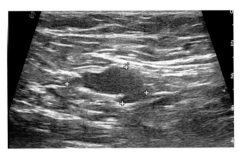

图 1-5-8 右侧腋窝淋巴结肿大，
较大者为 2.4cm×1.1cm，
边界清楚，皮质不均匀增厚

超声诊断 哺乳期乳腺；右乳 12 点实性肿物伴液化，BI-RADS：5 级；右侧腋窝淋巴结肿大，考虑 MT（图 1-5-7，图 1-5-8）。

病理诊断 浸润性导管癌（乳腺）。

另附病例 3

※ 病史

患者女性，31 岁，妊娠期发现肿物，产后 1 周检查。查体：肿物质硬，活动度差；腋窝触及淋巴结，质硬，活动度差。

※ 超声

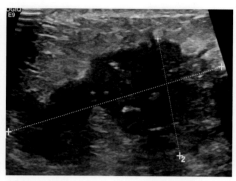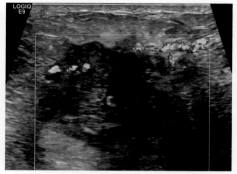

图 1-5-9　左乳 11—2 点见低回声肿物，大小为 4.6cm×2.4cm，边界不清楚，边缘成角，回声不均匀，内可见点、线样强回声，血流信号较丰富

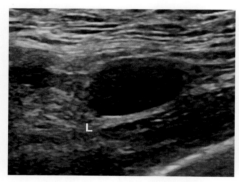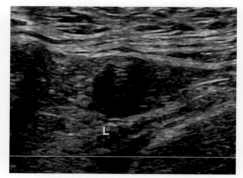

图 1-5-10　左侧腋窝淋巴结，较大者为 1.5cm×1.0cm，边界清楚，结构消失

超声诊断　哺乳期乳腺；左乳 11—2 点低回声肿物伴钙化，BI-RADS：5 级。左侧腋窝淋巴结肿大，考虑 MT（图 1-5-9，图 1-5-10）。

病理诊断　浸润性癌（乳腺）。

（李慧展　薛继平）

第六节　乳腺鳞癌

※ 病史

患者女性，54 岁，右乳外上方肿物，近期逐渐增大。

※ 超声

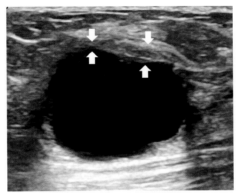

图 1-6-1　右乳 10 点厚壁囊性肿物，
形态规则，边界不清楚，后方回声增强（⇧）

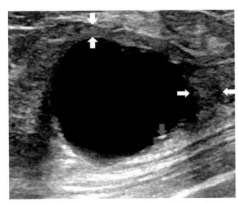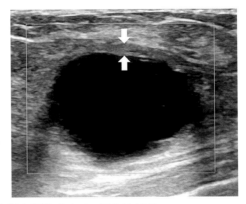

图 1-6-2　囊壁厚薄不均（⇧）似有钙化（⬆），无血流信号

超声诊断　右乳 10 点厚壁囊性肿物，BI-RADS：4A 级（图 1-6-1，图 1-6-2）。

钼靶诊断　右乳肿物伴钙化，BI-RADS：4A 级。

※ 病理

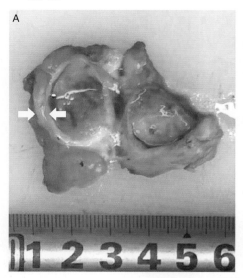
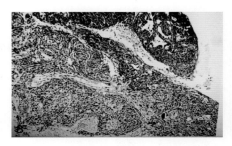
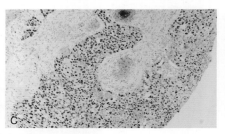

图 1-6-3 乳腺鳞癌病理组织图
A. 厚壁囊性肿物（囊壁仓），表面粗糙，内壁尚光；
B. 肿瘤细胞伴鳞状细胞分化（HE×40）；C. 肿瘤细胞伴鳞状细胞分化，
P63（＋）（P63 免疫组化染色，×40）

病理诊断 化生性癌（鳞状细胞癌 Ⅱ 级）（图 1-6-3）。

※ 评述

疾病概述

◆ 乳腺鳞状细胞癌属化生性癌，少见，源于导管上皮或肌上皮细胞鳞状化生；

◆ 中老年女性多见；

◆ 体积较大，可短期增大，坏死致囊腔形成，腋窝淋巴结转移率低；

◆ 易局部复发及远处转移。

诊断要点

◆ 低回声肿物，实性、囊实性或厚壁囊性，形态不规则，边界不清楚，后方回声增强，部分伴钙化，实性成分血流丰富；

◆ 本例属于厚壁囊性肿物，体积大伴钙化，中老年人多发，非单纯囊性病变，不能除外恶性，应提示 BI-RADS：4 级以上。

鉴别诊断

◆ 与乳腺囊肿鉴别；

◆ 与导管内乳头状瘤、导管内癌鉴别，后两者多有乳头溢液、导管扩张、导管内占位，导管内癌常伴微小钙化；

◆ 与乳腺脓肿鉴别，后者多伴高热、寒战、乳房红肿及压痛。

（贾美红）

第七节 乳腺囊内乳头状癌

※ 病史

患者女性，66 岁，发现左乳肿物 10 天。查体：左乳头深方触及肿物，质韧，活动度尚好，无压痛。

※ 超声

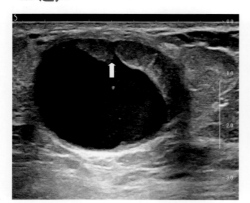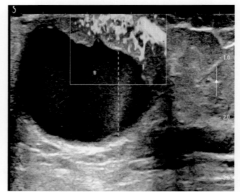

图 1-7-1 左乳 12 点见囊实性肿物，大小为 3.3cm×2.1cm，类圆形，壁厚，边界清楚，囊壁见乳头状突起（↑），基底宽，形态不规则，血供丰富

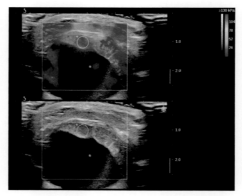

图 1-7-2 SWE 显示质软，Emax=34.9kPa

超声诊断 左乳 12 点囊实性肿物，BI-RADS：4C 级（图 1-7-1，图 1-7-2）。

※ 其他影像—钼靶

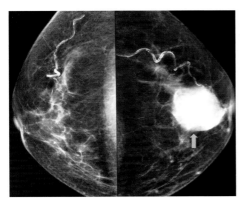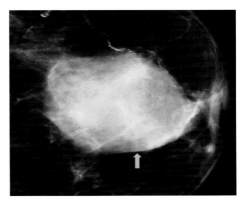

图 1-7-3 左乳晕区略高于腺体密度肿块影（⬆），部分边缘模糊

钼靶诊断 左乳晕区肿块，BI-RADS：4C 级（图 1-7-3）。

※ 病理

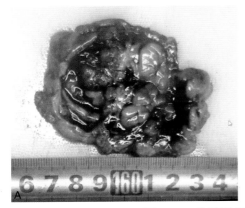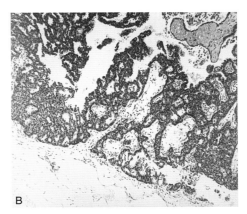

图 1-7-4 乳腺囊内乳头状癌病理组织图
A.厚壁囊性肿物，多发乳头状结构；B.乳头状增生性病变围绕着一层厚纤维被膜，
乳头被覆单一的细胞群，缺乏肌上皮细胞（HE，×40）

病理诊断 囊内乳头状癌（图 1-7-4）。

※ 评述

疾病概述

◆ 囊内乳头状癌又称包裹性乳头状癌，是乳头状癌的变异型；

◆ 极少见，多发于老年女性，生长缓慢，病程长，淋巴结转移少见；

◆ 临床特点：界限清楚的圆形包块，伴或不伴乳头溢液；

◆ 组织学特征：肿瘤细胞突破基底膜，但周围有厚的纤维膜包裹，故部分学者认为病变介于原位癌与浸润癌之间，或为惰性浸润癌，或为原位癌到浸润癌的"过渡"型，预后较好。

诊断要点

◆ 超声表现：囊实性肿物，类圆形或分叶状，边界清楚，囊壁厚，附壁乳头状突起，基底宽，形态不规则，血供丰富，钙化少见。

◆ 鉴别诊断：导管内乳头状瘤、导管内癌、囊肿并出血 / 感染、积乳囊肿等。

（门殿霞）

第八节　乳腺淋巴瘤

※ 病史

　　患者女性，31 岁，既往乳腺淋巴瘤，数日前扪及左乳外侧肿物，不伴疼痛及乳头溢液。

※ 超声

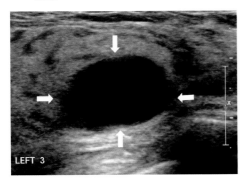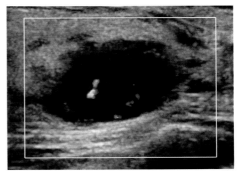

图 1-8-1　左乳 3 点见腺体层极低回声结节，大小为 1.9cm×1.2cm，无包膜，边界欠清楚，形态规则，后方回声增强，内部少量血流信号（↑）

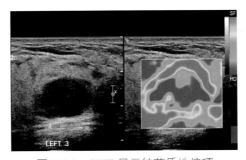

图 1-8-2　SWE 显示结节质地偏硬

超声诊断　左乳 3 点极低回声结节，结合病史考虑淋巴瘤（图 1-8-1，图 1-8-2）。

※ 病理

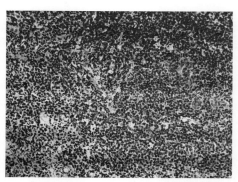

图 1-8-3　异型、一致的淋巴样细胞弥漫生长
（HE，×100）

病理诊断　非霍奇金淋巴瘤（图 1-8-3）。

※ 评述

疾病概述

◆ 乳腺淋巴瘤，较少见；

◆ 占乳腺恶性肿瘤的比例不足 1%，结外淋巴瘤的 2%；

◆ 多数是弥漫性大 B 细胞非霍奇金淋巴瘤；

◆ 临床表现：单侧或双侧乳腺无痛性肿块，临床发展快，恶性程度高，预后较差。

诊断要点

◆ 极低或低回声结节，类圆形，规则，后方回声增强，内部血流较丰富；

◆ 本例乳腺内极低回声实性结节，规则，后方回声增强，少量血流，不能除外淋巴瘤，应穿刺活检。

鉴别诊断

◆ 与乳腺癌鉴别，乳腺癌常见蟹足样改变及钙化，后方回声衰减；

◆ 与乳腺囊肿鉴别，淋巴瘤肿块内部有血流；

◆ 与纤维腺瘤鉴别，后者有包膜，边界清楚。

（贾美红）

第九节 乳腺癌合并甲状腺癌

※ 病史

患者女性，43 岁，体检时，超声检查同时发现乳腺及甲状腺异常。

※ 超声

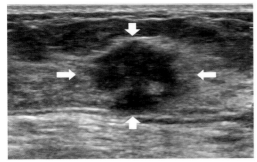

图 1-9-1 右乳 12 点见低回声实性肿物，
纵横比＞1，边缘毛刺、成角、有反应带（↑）

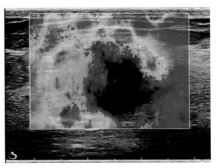

图 1-9-2 SWE 显示质硬，呈"硬环征"

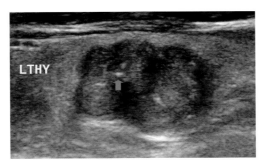

图 1-9-3 甲状腺左叶中部低回声实性肿物，
边界欠清楚，形态不规则，
内部回声不均匀，多发点状钙化（↑）

超声诊断 右乳 12 点实性肿物，BI-RADS：5 级（图 1-9-1，图 1-9-2）；甲状腺左叶中部实性低回声肿物，考虑恶性（图 1-9-3）。

病理诊断 乳腺浸润性导管癌Ⅱ级 6 分；甲状腺乳头状癌。

※ 评述

疾病概述

◆ 乳腺癌与甲状腺癌的发病有一定相关性；

◆ 推测可能与遗传、激素等有关；

◆ 单发甲状腺癌、乳腺癌与二者并发的声像图无明显差异；

◆ 乳腺癌或甲状腺癌术前检查、术后复查均应同时行两部位检查。

另附病例 1

※ 病史

患者女性，50 岁，既往有甲状腺功能亢进病史，扪及左乳肿物 5 天，查体：左乳外上象限肿物，质硬、活动度差。

※ 超声

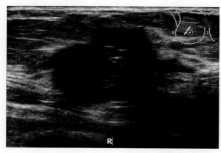

图 1-9-4 左乳实性低回声肿物，
边界不清楚，形态不规则，
边缘毛刺、成角

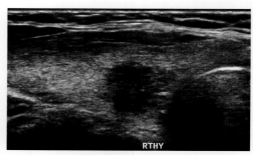

图 1-9-5 甲状腺右叶低回声实性肿物，
边界欠清楚，形态不规则，纵横比＞1

超声诊断 左乳实性肿物，BI-RADS：5 级（图 1-9-4）；甲状腺右叶低回声实性肿物，考虑恶性（图 1-9-5）。

病理诊断 乳腺浸润性导管癌；甲状腺乳头状癌。

另附病例 2

※ 病史

患者女性，53 岁，体检发现右乳肿物 2 个月余。

※ 超声

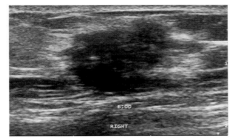 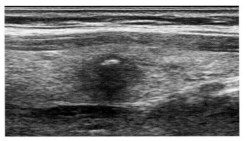

图 1-9-6 右乳实性低回声肿物，
边界不清楚，形态不规则，边缘毛刺、成角

图 1-9-7 甲状腺右叶中部低回声实性肿物，
边界欠清楚，形态不规则，内部钙化灶

超声诊断 右乳实性肿物，BI-RADS：5 级（图 1-9-6）；甲状腺右叶低回声实性肿物伴钙化，考虑恶性（图 1-9-7）。

病理诊断 乳腺浸润性导管癌；甲状腺乳头状癌。

另附病例 3

※ 病史

患者女性，52 岁，体检钼靶发现右乳肿物 3 天，术前检查。

※ 超声

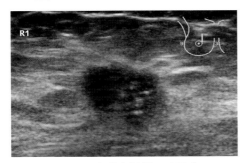 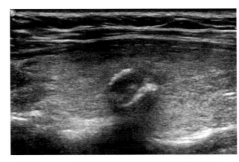

图 1-9-8 右乳实性低回声肿物，
边界不清楚，形态不规则，内部多发点状钙化

图 1-9-9 甲状腺右叶低回声实性肿物，
边界欠清楚，形态不规则，内部钙化灶

超声诊断 右乳实性肿物伴多发钙化，BI-RADS：5 级（图 1-9-8）；甲状腺右叶低回声实性肿物伴钙化，恶性可能性大（图 1-9-9）。

病理诊断 乳腺浸润性小叶癌；甲状腺乳头状癌。

（李婷婷）

第十节　副乳癌

※ 病史

患者女性，72 岁，右侧腋窝肿物 1 年，进行性增大 3 个月。查体：右腋窝皮下结节及肿大淋巴结。

※ 超声

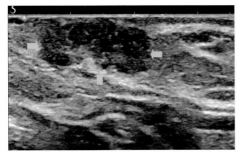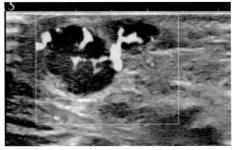

图 1-10-1　右腋窝副乳区实性结节（ ），大小为 2.7cm×1.2cm，边界欠清楚，
边缘欠光整，无包膜，血供丰富

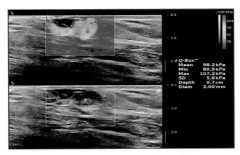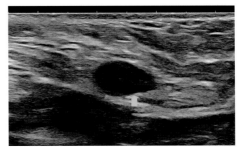

图 1-10-2　SWE 显示肿物质硬，
呈"硬环征"，Emax=107.2kPa

图 1-10-3　右腋窝淋巴结肿大，
正常结构消失（ ）

超声诊断　右腋窝副乳区实性结节，BI-RADS：4C 级；右腋窝淋巴结肿大，考虑 MT（图 1-10-1 ~图 1-10-3）。

※ 其他影像—钼靶

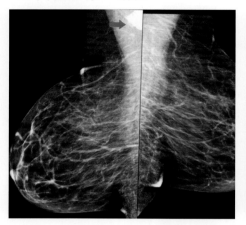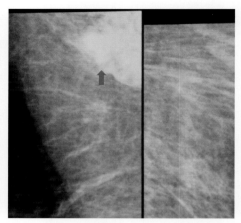

图 1-10-4　右腋窝结节样高密度影（⬆）

钼靶诊断　右腋窝结节样高密度影，BI-RADS：0 级（图 1-10-4）。

※ 病理

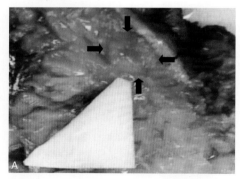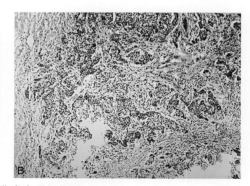

图 1-10-5　副乳癌病理组织图

A. 肿物实性（⬆），灰白色，质脆，与周围组织分界不清；

B. 增生的纤维组织内可见浸润性生长的细胞巢，核有异型性（HE×40）

病理诊断　右副乳浸润性导管癌；右腋下淋巴结转移癌（1/14）（图 1-10-5）。

※ 评述

疾病概述

◆ 副乳腺又称多乳畸形，由于胚胎时期的乳房始基退化不全所致；

◆ 腋窝最常见，单侧或双侧；

◆ 副乳腺由乳头、乳晕、腺体组成，或部分存在；

◆ 副乳腺可发生与正常乳腺组织相同的疾病，如增生、囊肿、导管扩张、纤维腺瘤、导管内乳头状瘤、副乳癌等；

◆ 副乳腺来源的肿瘤极少见。

诊断要点

◆ 正确认识副乳腺；

◆ 副乳腺区实性肿物，具有乳腺癌的恶性特征。

（门殿霞）

第十一节　乳腺纤维腺瘤

※ 病史

患者女性，52岁，发现左乳肿物20天。查体：肿物质硬，活动度好，边界清楚，表面光滑。

※ 超声

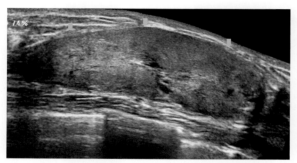

图 1-11-1　左乳内下象限低回声实性肿物，
大小为 6.1cm×5.8cm×1.7cm，
椭圆形，包膜完整（⇧），内可见多发不规则液性区

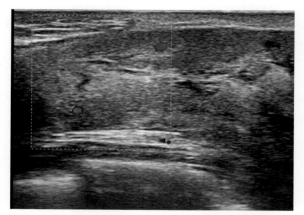

图 1-11-2　彩色多普勒血流成像（CDFI）
显示肿物内部星点状少量血流信号

超声诊断　左乳内下象限低回声实性肿物，BI-RADS：4A级（图 1-11-1，
图 1-11-2 ）。

※ 病理

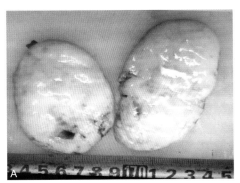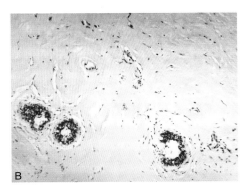

图 1-11-3 纤维腺瘤病理组织图
A. 左乳结节样肿物,可见包膜,切面灰白色,实性,可见出血区;
B. 纤维化、玻变的间质围绕腺体生长(HE,×40)

病理诊断 纤维腺瘤(图 1-11-3)。

※ 评述

疾病概述

◆ 纤维腺瘤为纤维上皮性肿瘤;

◆ 好发年龄:18～30 岁;

◆ 病因:与雌激素分泌及代谢紊乱有关;

◆ 组织学特征:常有完整包膜,可有黏液变性、导管扩张,陈旧性病变者,间质可玻璃样变或钙化。

诊断要点

◆ 典型声像图:形态规则、纵横比＜1、周边可见包膜、内部均质低回声、少血流;

◆ 非典型声像图:肿块较大者形态可为分叶状;较大者及病史长者内部可有液化及钙化;病灶出血坏死者内部回声不均匀,可见高回声及无回声区。

鉴别诊断

◆ 须与叶状肿瘤相鉴别,两者均为纤维上皮性肿瘤,临床表现和声像图均有相似之处,但处理原则不同(表 1-11-1)。

表 1-11-1 纤维腺瘤与叶状肿瘤的鉴别诊断

	纤维腺瘤	叶状肿瘤（见下节）
年龄	18~30岁	40~50岁
数量	可多发、双侧	常单发
包膜	多完整	假包膜
形态	多为椭圆形	常较大，分叶状
边界	清楚	恶性者边界不清
回声	多均匀，少数伴液化、钙化	多不均匀，呈结节感或颗粒感，有裂隙状无回声
血流	无或少量	较丰富
其他	—	表面皮肤可伴有静脉怒张

另附病例 1——典型纤维腺瘤

※ 病史

患者女性，51 岁，发现左乳肿物 1 年余。

※ 超声

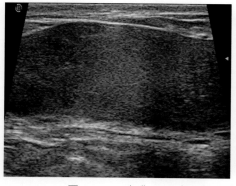 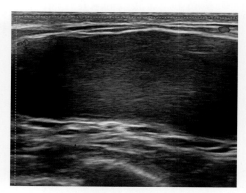

图 1-11-4 左乳 2—4 点见低回声实性肿物，大小为 4.9cm×1.9cm，
椭圆形，包膜完整，内回声均匀，周边星点状血流信号

超声诊断 左乳 2—4 点实性肿物，BI-RADS：4A 级（图 1-11-4）。

病理诊断 纤维腺瘤。

另附病例 2——非典型纤维腺瘤

※ 病史

患者女性，17 岁，自觉左乳肿物半年，近 3 日明显增大伴疼痛。

※ 超声

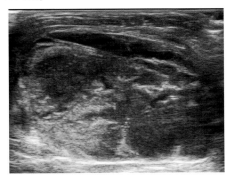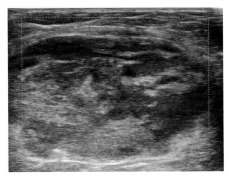

图 1-11-5　左乳 8—9 点见体积较大低回声实性肿物，大小为 5.0cm×3.6cm，类圆形，边界清楚，包膜完整，内部可见分布不均匀的高回声及无回声区，无血流信号

超声诊断　左乳 8—9 点实性肿物，BI-RADS：3 级（图 1-11-5）。

病理诊断　幼年性纤维腺瘤伴大片出血、坏死。

另附病例 3——非典型纤维腺瘤

※ 病史

患者女性，65 岁，自觉右乳肿物 3 年余。

※ 超声

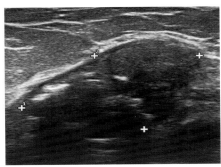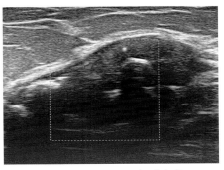

图 1-11-6　右乳 9 点见低回声实性肿物，大小为 3.3cm×1.8cm，包膜完整，边界清楚，内部多发强回声粗大钙化，星点状血流信号

超声诊断 右乳 9 点实性肿物，BI-RADS：4A 级（图 1-11-6）。

病理诊断 纤维腺瘤伴玻变、钙化。

分析 肿块发生退行性变时可形成粗颗粒或块状钙化。

另附病例4——非典型纤维腺瘤

※ 病史

患者女性，31 岁，既往纤维腺瘤切除病史 2 次。

※ 超声

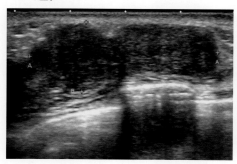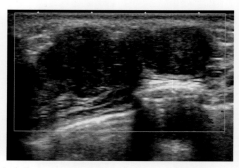

图 1-11-7　左乳 4 点见低回声实性肿物，大小为 3.4cm×1.2cm，大分叶，椭圆形，
未见完整包膜，内部回声欠均匀，无血流

超声诊断 左乳 4 点实性肿物，BI-RADS：4A 级（图 1-11-7）。

病理诊断 纤维腺瘤。

分析 由于肿块组织生长速度不一，呈分叶状。

（薛继平）

第十二节　乳腺叶状肿瘤

※ 病史

患者女性，41 岁，右乳外上象限肿物，短期内增大明显。查体：肿物质软，活动度好。

※ 超声

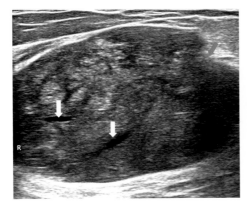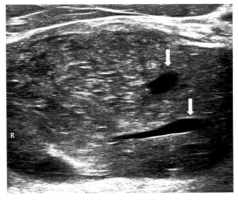

图 1-12-1　右乳实性肿物，7.5cm×5.7cm，边界清楚，形态规则，大分叶（⬆）、回声欠均匀，多条裂隙状无回声（⇧）

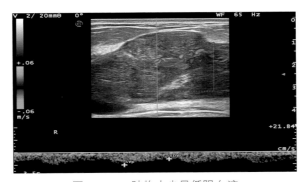

图 1-12-2　肿物内少量低阻血流

超声诊断　右乳外上象限低回声实性肿物，BI-RADS：4B 级（图 1-12-1，图 1-12-2）。

※ 其他影像—钼靶

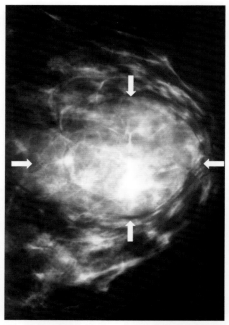

图 1-12-3　右乳外上方等腺体密度肿块影，
大小为 9.3cm×6.4cm，边缘较清楚（↑）

钼靶诊断　右乳肿块影，叶状肿瘤？腺瘤？ BI-RADS：4B级（图 1-12-3）。

※ 病理

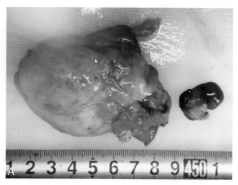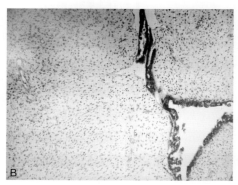

图 1-12-4　交界性叶状肿瘤病理组织图
A. 右乳肿物呈灰白色，分叶状，质软，伴出血囊性变；
B. 间质细胞增生明显，部分导管上皮增生，形成叶状突起，核中度异型（HE，×40）

病理诊断　交界性叶状肿瘤（图 1-12-4）。

※ 评述

疾病概述

◆ 乳腺叶状肿瘤约占乳腺纤维上皮性肿瘤的 2.5%，占乳腺肿瘤的 0.3% ~ 1%；

◆ 与雌激素分泌和代谢紊乱有关，好发于 40 ~ 50 岁；

◆ 有短期增大病史；

◆ 病理分型包括良性、交界性和恶性；

◆ 病理特征：双层上皮构成裂隙，裂隙周围有丰富的间质细胞，形成叶状结构；邻近组织受压形成假包膜；恶性者边缘呈浸润性生长；

◆ 治疗：手术切除。

诊断要点

◆ 肿物为分叶状，膨胀性生长，假包膜，边界清楚；

◆ 血供较丰富，钙化少见；

◆ 肿物回声不均匀，内有裂隙状及囊状无回声；

◆ 病灶较大时，表面皮肤变薄、发亮，可有静脉怒张；

◆ 部分交界性及恶性者边界模糊不清，毛刺状。

鉴别诊断

◆ 纤维腺瘤：发病年龄轻，30 岁以下常见，圆形、椭圆形，一般有完整包膜，生长速度慢，血流少（见本章第十一节）。

◆ 乳腺癌：浸润性生长，常有高回声晕、毛刺、蟹足、微钙化等；叶状肿瘤为膨胀性生长，形成高回声假包膜，边界清楚、光整。

另附病例 1 ——良性叶状肿瘤

※ 病史

患者女性，41 岁，左乳肿物半年。

※ 超声

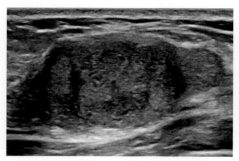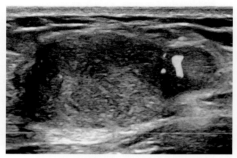

图 1-12-5 左乳 2—3 点见低回声结节，大小为 3.3cm×1.7cm，
边界尚清楚，形态欠规则，呈大分叶，内部回声不均匀，可见短线状血流

超声诊断 左乳 2—3 点低回声结节，BI-RADS：4A 级（图 1-12-5）。

病理诊断 良性叶状肿瘤。

另附病例 2——良性叶状肿瘤

※ 病史

患者女性，44 岁，左乳肿物 5 个月，近期自觉病灶增大。

※ 超声

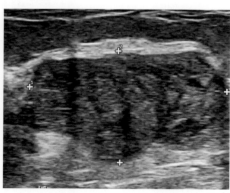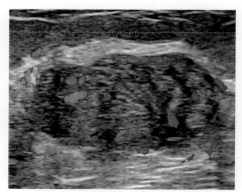

图 1-12-6 左乳 1—2 点实性低回声结节，大小为 3.3cm×1.8cm，无包膜，
边界尚清楚，内部回声不均匀，多发低无回声裂隙，血流信号较丰富

超声诊断 左乳 1—2 点实性低回声结节，BI-RADS：4A 级（图 1-12-6）。

病理诊断 良性叶状肿瘤。

另附病例3——良性叶状肿瘤

※ 病史

患者女性，46岁，左乳肿物1年余，近期病灶增大。

※ 超声

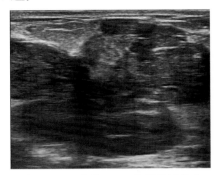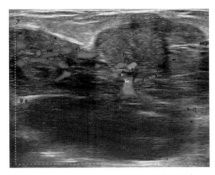

图1-12-7 左乳3—8点见实性肿物，大小为6.6cm×4.9cm×4.6cm，大分叶，无包膜，边界尚清楚，内部回声不均匀，多发低无回声裂隙，血流信号较丰富

超声诊断 左乳3—8点实性肿物，BI-RADS：4B级（图1-12-7）。

病理诊断 良性叶状肿瘤。

另附病例4——交界性叶状肿瘤

※ 病史

患者女性，52岁，右乳肿物1个月。

※ 超声

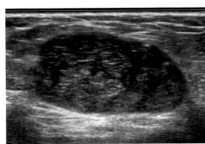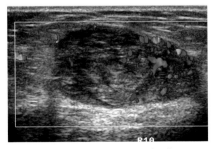

图1-12-8 右乳10点见低回声结节，大小为2.9cm×2.0cm，无包膜，形态规则，边界清楚，内部回声不均匀，血流信号较丰富

超声诊断　右乳 10 点低回声结节，BI-RADS：3 级（图 1-12-8）。

病理诊断　交界性叶状肿瘤。

▌▌▌另附病例5——交界性叶状肿瘤

※ 病史

患者女性，52 岁，左乳肿物 2 年余，病灶逐渐增大，近期增大明显。查体：肿物质硬，病灶处皮肤红肿。

※ 超声

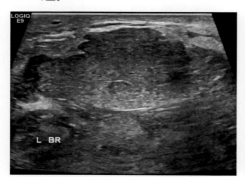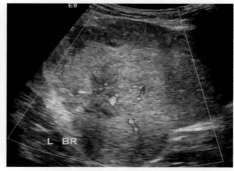

图 1-12-9　左乳外侧巨大实性肿物，大小为 13.0cm×10.5cm，无包膜，边界欠清楚，大分叶，内部回声不均匀，可见血流信号

超声诊断　左乳外侧巨大不均质实性肿物，BI-RADS：4B 级（图 1-12-9）。

病理诊断　交界性叶状肿瘤。

▌▌▌另附病例6——恶性叶状肿瘤

※ 病史

患者女性，37 岁，右乳肿物 4 年余，近 2 周明显增大。

※ 超声

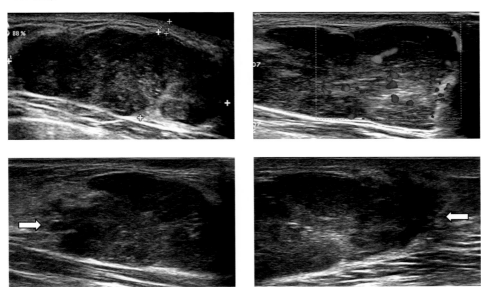

图 1-12-10　右乳 8—10 点见低回声实性肿物，大小为 4.6cm×1.7cm×3.5cm，
呈大分叶，无包膜，形态不规则，部分边界不清楚（⇧），
内部回声不均匀，血流信号较丰富

超声诊断　右乳 8—10 点低回声实性肿物，BI-RADS：4C 级（图 1-12-10）。

病理诊断　恶性叶状肿瘤。

另附病例 **7**——恶性叶状肿瘤

※ 病史

患者女性，45 岁，左乳肿物 1 年余。

※ 超声

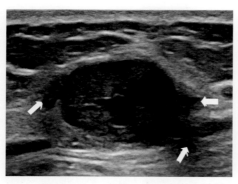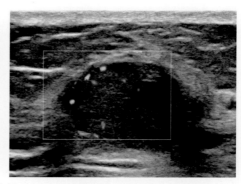

图 1-12-11　左乳 9—10 点见实性低回声结节，大小为 2.8cm×1.5cm×2.6cm，
形态不规则，部分边界不清，部分边缘成角（⇧），
内可见液化区，可见短棒状血流

超声诊断　左乳 9—10 点实性结节，BI-RADS：4C 级（图 1-12-11）。

病理诊断　恶性叶状肿瘤。

（贾姝妮　薛继平）

第十三节 乳腺导管内乳头状瘤

※ 病史

患者女性，38 岁，右侧乳头血性溢液。

※ 超声

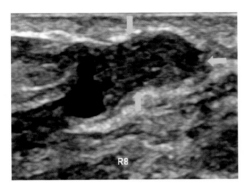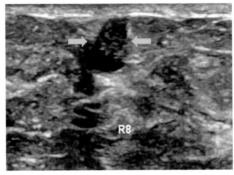

图 1-13-1 右乳 8 点见乳晕区导管扩张伴其内低回声结节（ ⬆ ），
大小为 1.0cm×0.4cm，边界清楚，形态规则，导管壁光整

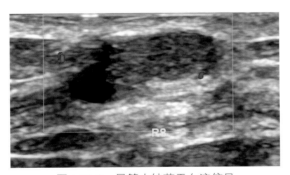

图 1-13-2 导管内结节无血流信号

超声诊断 右乳 8 点乳晕区导管扩张伴实性结节，BI-RADS：4A 级，考虑导管内乳头状瘤（图 1-13-1，图 1-13-2）。

病理诊断 导管内乳头状瘤。

※ 评述

疾病概述

◆ 起源于乳腺导管上皮的良性肿瘤，40～50岁多发；

◆ 根据发生部位分为中央型、外周型；

◆ 中央型：发生于大导管上皮（从乳管开口以下约1.5cm处），乳头及乳晕区，常单发，常有乳头血性溢液；外周型：发生于乳腺周边末梢导管，常多发，位于乳腺周边区，少有乳头溢液；

◆ 本病恶变率达5%～10%，被称为癌前病变。

诊断要点

◆ 导管扩张型：乳晕区、乳腺周边区一支或多支导管扩张，扩张导管内有大小不等的低回声结节，单个或多个，边界清楚，形态规则；

◆ 囊实混合型：乳腺内囊实性肿物，边界清楚，囊壁可见实性结节；

◆ 结节型：好发于乳腺边缘，具有良性肿瘤特征；

◆ 导管内结节可见点、条状血流信号，导管壁光整。

鉴别诊断

导管扩张型及囊实混合型容易提示诊断，外周结节型不易诊断，需与以下疾病鉴别：

◆ 纤维腺瘤：包膜完整，低回声，椭圆形；

◆ 导管内乳头状癌：形态不规则，可见成簇样、点状钙化，导管壁不光整。

另附病例 1 ——囊实混合型

※ 病史

患者女性，43岁，右侧乳头血性溢液1周。

※ 超声

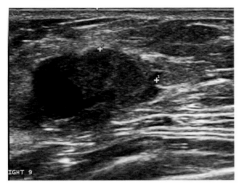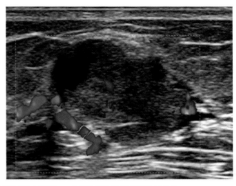

图 1-13-3　右乳 10 点见乳晕区导管局限性扩张，内部低回声实性结节，
边界清楚，管壁光整，少量血流信号

超声诊断　右乳 10 点乳晕区导管扩张伴实性结节，BI-RADS：4A 级，考虑导管内乳头状瘤（图 1-13-3）。

病理诊断　导管内乳头状瘤。

另附病例2——囊实混合型

※ 病史

患者女性，75 岁，左侧乳头血性溢液 1 个月余。

※ 超声

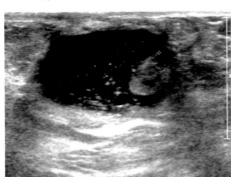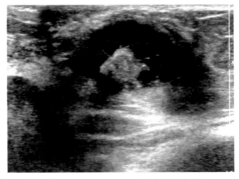

图 1-13-4　左乳 6—9 点乳晕区囊实性肿物，大小为 3.4cm×2.7cm，边界尚清楚，
形态欠规则，后方回声增强，实性部分形态规则，未见血流信号

超声诊断　左乳6—9点乳晕区囊实性肿物，BI-RADS：4B级（图1-13-4）。

病理诊断　导管内乳头状瘤。

另附病例**3**——外周结节型

※ 病史

患者女性，44岁，发现右乳肿物1个月。

※ 超声

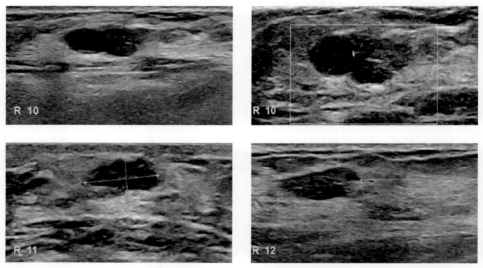

图1-13-5　右乳10点、11点、12点见腺体边缘实性椭圆形低回声结节，
边界清楚，内部少量血流信号

超声诊断　右乳多发实性低回声结节，BI-RADS：3级（图1-13-5）。

病理诊断　多发导管内乳头状瘤。

（贾美红）

第十四节　乳腺错构瘤

※ 病史

患者女性，49岁，右乳"鸡蛋"大小肿物，质软，不伴疼痛，无乳头溢液。

※ 超声

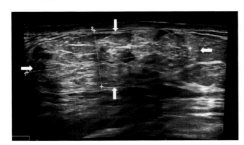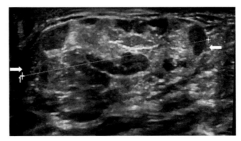

图 1-14-1　右乳外下象限及乳头下方实性肿物，大小为 5.6cm×5.2cm×1.9cm，
边界清楚，形态规则，有包膜，内呈腺体样回声，加压有形变（↑）

超声诊断　右乳外下象限及乳头下方实性肿物（图 1-14-1），BI-RADS：3级，错构瘤？

※ 病理

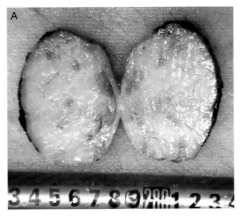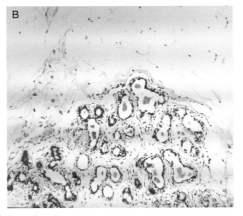

图 1-14-2　错构瘤（腺脂肪瘤）病理组织图
A. 右乳结节表面似有部分包膜，切面呈灰黄色，可见多个灰白、灰红色区域；
B. 脂肪瘤内混有正常的乳腺腺体结构（HE，×40）

病理诊断 错构瘤（腺脂肪瘤）（图 1-14-2 ）。

※ 评述

疾病概述

◆ 乳腺错构瘤是一种少见的乳腺良性肿瘤，是正常组织的异常混合（脂肪、纤维、乳腺导管及小叶 ）；

◆ 病因不清，可能与内分泌有关；

◆ 临床表现：哺乳后期、绝经早期多见，多位于乳晕区或乳房边缘，单发、无痛性肿块，生长缓慢。

诊断要点

◆ 类腺体样回声：根据肿物内腺体、脂肪及纤维组织所占比例不同，声像图表现各异，可呈实性低回声、高回声或呈高低回声交错分布；

◆ 椭圆形，包膜完整，边界清楚；

◆ 直径一般为 2 ~ 8cm；

◆ 内部血流信号不丰富。

鉴别诊断

◆ 纤维腺瘤：包膜完整，椭圆形，低回声、均匀；

◆ 脂肪瘤：位于脂肪层，均匀，高回声，无血流。

另附病例 1

※ 病史

患者女性，37 岁，自觉右乳肿物 2 个月余。

※ 超声

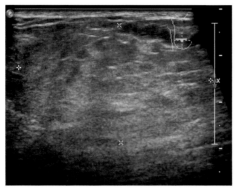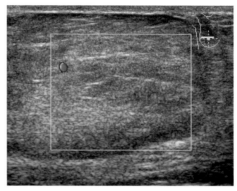

图 1-14-3　右乳头深方不均质高回声肿物，大小为 6.2cm×2.5cm，边界清楚，
形态规则，内部回声与周围腺体相似，可见点状血流信号

超声诊断　右乳头深方高回声肿物（图 1-14-3），BI-RADS：3 级，错构瘤？

病理诊断　错构瘤（腺脂肪瘤）。

另附病例**2**

※ 病史

患者女性，45 岁，发现右乳肿物 1 年余，肿物质软。

※ 超声

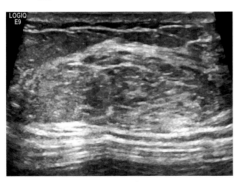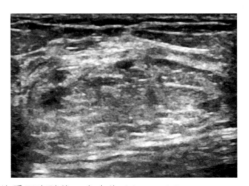

图 1-14-4　右乳 11—12 点腺体层内不均质回声肿物，大小为 4.1cm×1.3cm，
边界清楚，形态规则，有包膜，呈腺体样回声

超声诊断　右乳11—12点不均质回声肿物（图1-14-4）,BI-RADS:3级，错构瘤？

病理诊断　错构瘤（腺脂肪瘤）。

另附病例 3

※ 病史

患者女性，45岁，体检发现右乳肿物。

※ 超声

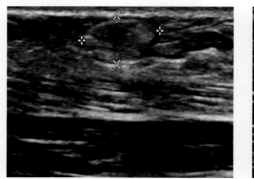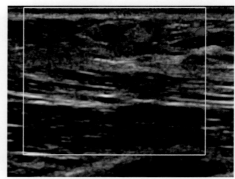

图 1-14-5　右乳 11 点见脂肪层内可见一高回声结节，大小为 1.2cm×0.6cm，
边界清楚，回声不均匀，未见血流信号

超声诊断　右乳 11 点脂肪层高回声结节，考虑脂肪瘤（图 1-14-5）。

病理诊断　错构瘤（腺脂肪瘤）。

（贾美红）

第十五节　乳腺神经鞘瘤

※ 病史

患者女性，38 岁，发现右乳肿物 3 年。查体：右乳扪及肿物，表面光滑，质韧、活动度好，无触痛，与周围组织分界清。

※ 超声

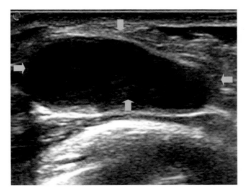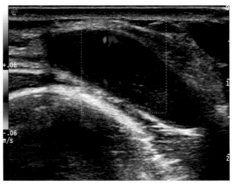

图 1-15-1　纵断面扫查：右乳 8 点见实性低回声肿物（ ⬆ ），大小为 2.7cm×1.0cm，边界清楚，形态规则，边缘光整，内部回声欠均匀，后方回声增强，内部少量血流信号

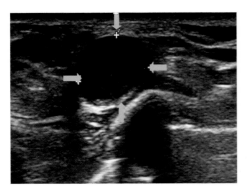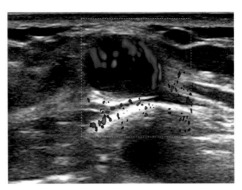

图 1-15-2　横断面扫查：肿物边界清楚，形态规则，内部血流较丰富（ ⬆ ）

超声诊断　右乳 8 点实性肿物，BI-RADS：3 级（图 1-15-1，图 1-15-2）。

※ 病理

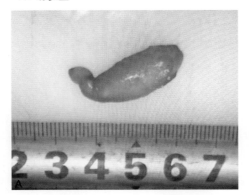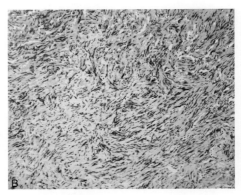

图 1-15-3　神经鞘瘤病理组织图
A.表面光滑，包膜完整实性肿物，质软；
B.梭形细胞呈编织状排列，黏液样间质（HE，×100）

病理诊断　梭形细胞肿瘤，考虑神经鞘瘤（图 1-15-3）。

※ 评述

疾病概述

◆ 神经鞘瘤来源于神经鞘膜的施万细胞，好发于四肢、头颈部；

◆ 乳腺神经鞘瘤极少见；

◆ 超声表现：良性肿瘤声像图特征；

◆ 发生于乳腺者，难以推测神经鞘来源，超声提示 BI-RADS：3 级。

诊断要点

◆ 良性肿瘤声像图特征：形态规则，边界清楚，边缘光滑；

◆ 神经来源肿瘤特征：

（1）乳腺肿块有"鼠尾"征（连接于神经干）可提示本病；

（2）内部回声不均匀；

（3）肿物内部血流信号较丰富。

（门殿霞）

第十六节 乳腺硬化性腺病

※ 病史

患者女性，27 岁，体检超声发现左乳肿物，查体未触及。

※ 超声

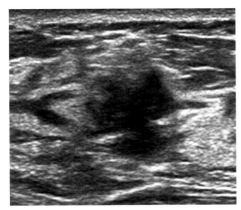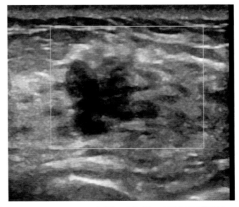

图 1-16-1　左乳 5 点实性低回声结节，大小为 1.5cm×1.1cm，边界不清楚，形态不规则，周边可见尖端粗钝的突起，内部回声不均匀，后方回声无变化，无明显血流信号

超声诊断　左乳 5 点实性结节，BI-RADS：4B 级（图 1-16-1）。

病理诊断　硬化性腺病。

※ 评述

疾病概述

◆ 乳腺硬化性腺病是纤维腺病的后期表现。

◆ 病理变化：

（1）乳腺小叶间质纤维组织过度增生，小管受压变形；

（2）腺泡萎缩，甚至消失，形成上皮、纤维组织混合存在的复杂结构；

（3）周边腺体被挤压，形成"假浸润"现象；

（4）部分病例肉眼和显微镜下类似乳腺癌，需免疫组化鉴别。

◆ 硬化性腺病患者发生乳腺癌的风险为正常人 1.5～2 倍，需要正确诊断和定期随访。

◆ 硬化性腺病超声分型（3 型）：

Ⅰ 型：类恶性肿块型，病灶多边界欠清楚，形态不规则，内部回声不均匀；

Ⅱ 型：良性结节特征型，病灶多边界清楚，形态规则，边缘光整；

Ⅲ 型：腺体结构紊乱型，表现为局部腺体结构紊乱，回声不均匀，占位效应不明显；

Ⅰ 型硬化性腺病超声表现不易与乳腺癌鉴别，Ⅱ、Ⅲ 型具备良性病变特征。

诊断要点

◆ 年轻人（30～40 岁）多见；

◆ 肿物较小，触诊不明显，直径多小于 2cm；

◆ 椭圆形或不规则形，边界欠清楚，占位效应不明显；

◆ 低回声，后方回声常无变化；

◆ 周边常可见尖端圆钝的突起；

◆ 病灶内一般无血流；

鉴别诊断

鉴别诊断见表 1-16-1。

表 1-16-1　乳腺癌与硬化性腺病的鉴别诊断

	乳腺癌	硬化性腺病
好发年龄	40～50 岁	30～40 岁
边缘	尖端细的毛刺或蟹足	尖端粗钝不规则突起
形态	多为不规则形，纵横比＞1	多为椭圆形
占位效应	明显	不明显
后方回声	多衰减	常无变化
血流情况	血流信号较丰富，为高阻动脉血流	常无血流，少数可见星点状或条状血流

难以鉴别的结节，穿刺活检是必要手段。

另附病例1

※ 病史

患者女性，35 岁，体检超声发现左乳肿物 1 个月，查体未触及。

※ 超声

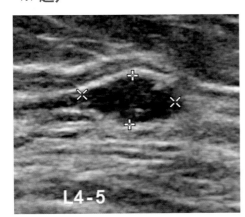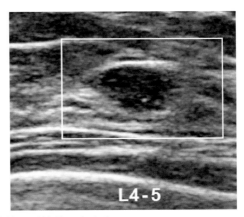

图 1-16-2　左乳 4—5 点见实性低回声椭圆形结节，大小为 0.6cm×0.4cm，
边界清楚，形态规则，后方回声无变化，未见明显血流信号

超声诊断　左乳 4—5 点实性结节，BI-RADS：3 级（图 1-16-2）。

病理诊断　硬化性腺病。

另附病例2

※ 病史

患者女性，51 岁，体检超声发现左乳肿物 1 周，查体未触及。

※ 超声

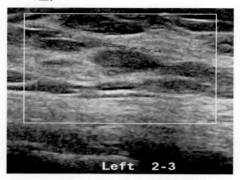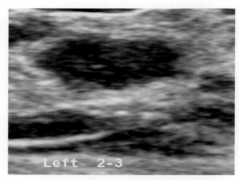

图 1-16-3　左乳 2—3 点见实性低回声椭圆形结节，大小为 0.9cm×0.5cm，边界欠清楚，形态尚规则，放大后周边似可见尖端粗钝的突起，后方回声无变化，未见明显血流信号

超声诊断　左乳 2—3 点实性结节，BI-RADS：4A 级（图 1-16-3）。

病理诊断　硬化性腺病。

另附病例3

※ 病史

患者女性，35 岁，发现左乳肿物 1 周。查体：质硬，活动度差。

※ 超声

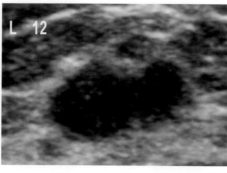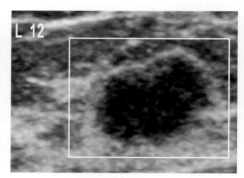

图 1-16-4　左乳 12 点见椭圆形实性低回声结节，大小为 1.1cm×0.4cm，边界尚清楚，后方回声无变化，无明显血流信号

超声诊断　左乳 12 点实性结节，BI-RADS：4B 级（图 1-16-4）。

病理诊断　硬化性腺病。

（苏莉莉）

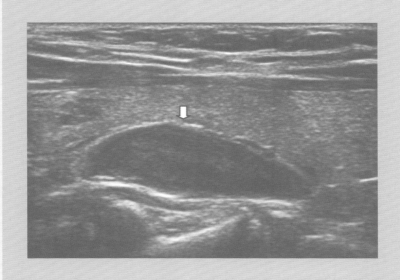

【第二章】
甲状腺及甲状旁腺

第一节　甲状腺炎性病变
——急性化脓性甲状腺炎

※ **病史**

患者男性，43岁，颈前肿胀，疼痛伴咽部不适5天；查体：甲状腺左侧叶肿大，压痛明显，最高体温39℃。

※ **超声**

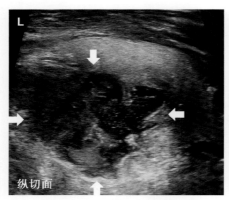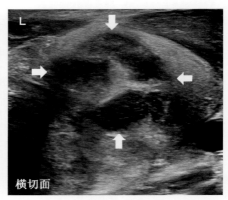

图 2-1-1　甲状腺左侧叶体积增大，实质内可见不均质回声区（↑）伴液化，
占据大部分左叶，边界不清楚，形态不规则，液化区内透声性差

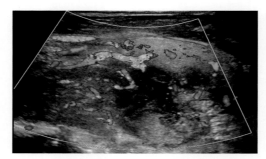

图 2-1-2　甲状腺左侧叶不均质回声区实性部分血供丰富

超声诊断　甲状腺左侧叶不均质回声区伴液化，考虑急性化脓性甲状腺炎
（图 2-1-1，图 2-1-2）。

※ 临床治疗

超声引导下穿刺抽出脓液，行脓肿切开引流术，术后应用抗生素治疗痊愈。

※ 评述

疾病概述

◆ 急性化脓性甲状腺炎临床少见，因甲状腺具有完整的包膜、丰富的血供和淋巴回流，局部含有高浓度的碘离子，抗感染力强，一般情况下不易发生化脓性感染。

◆ 病因主要与下列因素有关：

（1）先天性畸形，最常见为先天性梨状窝瘘；

（2）结节性甲状腺肿囊性变；

（3）甲状腺旁炎症直接蔓延，如继发于上呼吸道感染、颈部软组织炎症等。

◆ 治疗：抗感染联合外科干预。

诊断要点

◆ 临床有化脓性感染体征：甲状腺肿大，局部红、肿、热、痛。

◆ 超声表现：

（1）甲状腺体积增大；

（2）超声检查压痛明显；

（3）内部不均质回声区伴坏死液化，透声性差；

（4）病灶多累及一侧叶（左叶多见）。

鉴别诊断

◆ 与亚急性甲状腺炎鉴别，后者主要特点：

（1）甲状腺回声异常，但无特异性；

（2）甲状腺区超声检查轻度压痛；

（3）近期有病毒感染病史。

（李婷婷）

第二节　甲状腺炎性病变——亚急性甲状腺炎

※ 病史

患者女性，42 岁，1 周前出现乏力、发热症状，3 天前出现双侧颈部疼痛，并放射至耳后；查体：甲状腺Ⅰ度肿大，质硬，有压痛，未触及结节。

※ 超声

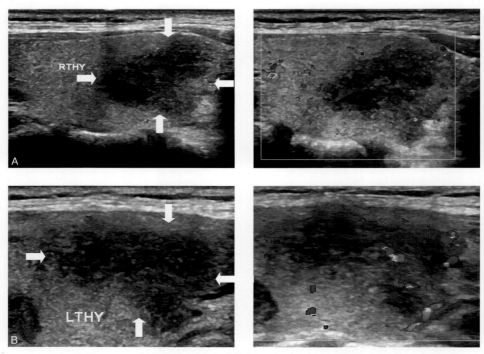

图 2-2-1　甲状腺双侧叶内片状低回声区（↑），边界不清楚，
形态不规则，内部少量血流信号
（A. 甲状腺右侧叶。RTHY：甲状腺右侧叶；B. 甲状腺左侧叶。LTHY：甲状腺左侧叶）

超声诊断　甲状腺双侧叶片状低回声区，考虑亚急性甲状腺炎（图 2-2-1）。

病理诊断　亚急性甲状腺炎。

※ 评述

疾病概述

◆ 亚急性甲状腺炎临床较常见，一般与病毒感染有关，发病前常有上呼吸道感染病史，起病较急，病程较短，是一种自限性疾病，可自行缓解消失；

◆ 女性多见，临床表现有发热、甲状腺肿大和压痛；

◆ 实验室检查急性期出现甲状腺 ^{131}I 摄取率下降，血清 T3、T4 水平升高的"分离现象"；

◆ 治疗：以药物治疗为主，症状轻者可给予非甾体类消炎药，症状重者可用激素治疗。

诊断要点

◆ 超声表现：

（1）病灶侧甲状腺轻、中度肿大；

（2）探头加压有压痛；

（3）片状低回声区，无占位效应；

（4）边界不清楚。

◆ 超声声像图异常，但特异性较差，需结合临床做出诊断：

（1）病毒感染病史；

（2）可有甲状腺功能亢进。

另附病例 1

※ 病史

患者女性，39 岁，体检发现甲状腺肿物 4 年。

※ 超声

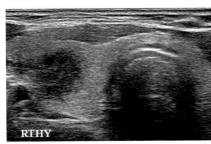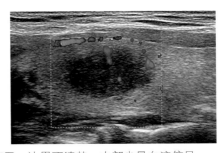

图 2-2-2 甲状腺右叶中部片状低回声区，边界不清楚，内部少量血流信号

超声诊断 甲状腺右侧叶中部片状低回声区，考虑亚甲状腺炎（图 2-2-2）。

病理诊断 亚急性甲状腺炎。

另附病例 **2**

※ **病史**

患者女性，42 岁，体检发现甲状腺右叶肿物 10 余天。

※ **超声**

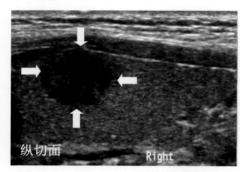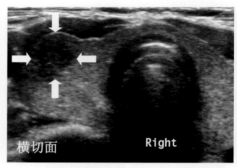

图 2-2-3　甲状腺右叶上极低回声结节，边界欠清楚，
形态欠规则，内似可见正常甲状腺组织回声（↑）

超声诊断 甲状腺右侧叶上极低回声结节，恶性不除外（图 2-2-3）。

病理诊断 亚急性甲状腺炎。

超声误诊原因及体会 无颈部疼痛病史，病灶呈"结节"状，边界欠清楚，形态欠规则，与恶性结节不易鉴别；但病灶内可见正常腺体回声，不完全符合恶性，应行细针穿刺活检（FNA）。

（李婷婷）

第三节　甲状腺炎性病变——桥本甲状腺炎

※ 病史

患者女性，46 岁，甲状腺肿大 1 年余，不伴颈部疼痛及吞咽困难。查体：甲状腺肿大，质韧，无压痛。

※ 超声

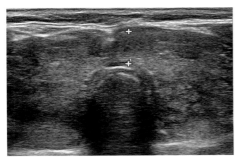 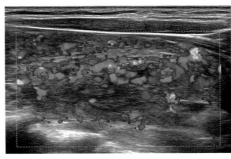

图 2-3-1　甲状腺双侧叶体积增大，峡部增厚，
实质回声弥漫性减低、增粗、不均匀，血流信号丰富

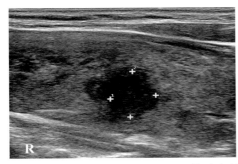 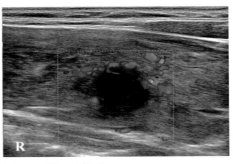

图 2-3-2　甲状腺右侧叶中部见一低回声结节，
边界欠清楚，纵横比≥1，内部未见血流信号

超声诊断　甲状腺弥漫性改变，考虑桥本甲状腺炎；甲状腺右侧叶中部低回声结节，性质待定（图 2-3-1，图 2-3-2）。

病理诊断　桥本甲状腺炎。

※ 评述

疾病概述

◆ 桥本甲状腺炎又称为慢性淋巴细胞性甲状腺炎，是自身免疫性甲状腺疾病，具有一定遗传倾向；

◆ 好发于中青年女性，常无特殊临床症状，多因甲状腺肿大或出现甲状腺功能减退就诊；

◆ 触诊甲状腺中度肿大，质硬；实验室检查血清甲状腺过氧化物酶抗体（TPOAb）和甲状腺球蛋白抗体（TGAb）滴度显著升高，甲状腺功能可亢进、正常或减低；

◆ 治疗：目前尚无针对病因的治疗措施，仅为对症治疗。

诊断要点

◆ 较特征声像图表现：

（1）双侧叶弥漫性增大，峡部增厚明显；

（2）回声弥漫性减低、增粗、不均匀，呈"网格状"改变；

（3）血流信号多较丰富；

◆ 病程后期可表现为腺体萎缩。

心得体会

◆ 桥本甲状腺炎合并结节时，结节性质不易判断。

◆ 诊断思路：①桥本基础上出现典型单发低回声结节，纵横比＞1、边界不清楚、形态不规则，有占位效应，考虑恶性结节；②桥本基础上出现非典型、高回声结节，考虑良性结节；③桥本患者甲状腺短期增大，尤其中老年女性，应警惕甲状腺淋巴瘤。

另附病例 1

※ 病史

患者女性，39岁，甲状腺功能亢进病史3年余。

※ 超声

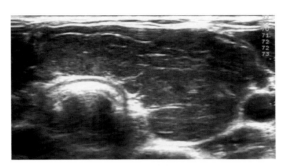

图 2-3-3 甲状腺峡部增厚，
实质回声弥漫性减低、呈网格状

超声诊断 甲状腺弥漫性改变，考虑桥本甲状腺炎（图 2-3-3）。

实验室检查 桥本甲状腺炎为弥漫性病变，未做手术，实验室检查结果：TPOAb 为 258U/ml（正常值范围：0 ~ 60U/ml）。

另附病例 2

※ 病史

患者女性，32 岁，甲状腺肿大 3 个月，无不适。

※ 超声

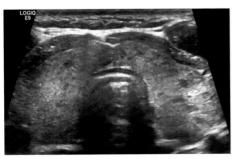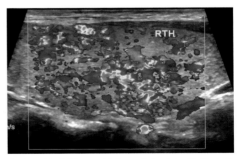

图 2-3-4 甲状腺形态饱满，峡部增厚，实质回声弥漫性减低、不均匀，内部血流信号丰富

超声诊断 甲状腺弥漫性改变，考虑桥本甲状腺炎（图 2-3-4）。

实验室检查 桥本甲状腺炎为弥漫性病变，未做手术，实验室检查结果：TPOAb 为 402U/ml（正常值范围：0 ~ 60U/ml）。

另附病例3

※ 病史

患者女性，41 岁，体检发现甲状腺肿物 3 天。

※ 超声

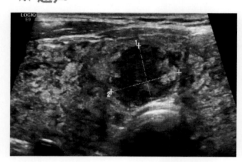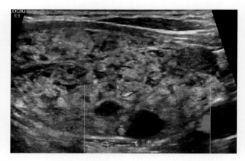

图 2-3-5　甲状腺体积增大，回声不均匀，
部分区域呈"结节样"改变，血流信号未见明显异常

超声诊断　甲状腺弥漫性改变，考虑桥本甲状腺炎（图 2-3-5）。

实验室检查　桥本甲状腺炎为弥漫性病变，未做手术，实验室检查结：TPOAb
为 498U/ml（正常值范围：0 ～ 60U/ml）。

附：表2-3-1　甲状腺炎性疾病小结

	急性化脓性甲状腺炎	亚急性甲状腺炎	桥本甲状腺炎
病因	细菌感染、先天畸形等	病毒感染等，自限性	自身免疫
临床表现	化脓性感染体征，甲状腺压痛明显	发热，甲状腺有压痛	甲状腺肿大
内部回声	不均质低无回声	病变区片状低回声	弥漫性减低、增粗、不均匀，呈网格状
较特征性表现	病灶内部液性区	片状低回声区	峡部厚，回声弥漫性减低、网格状，血供（较）丰富

（李婷婷）

第四节　结节性甲状腺肿

※ 病史

患者女性，58 岁，发现甲状腺肿大 1 年。查体：甲状腺右侧叶肿大，可触及多个结节，质硬，边界尚清，无压痛，随吞咽活动好。

※ 超声

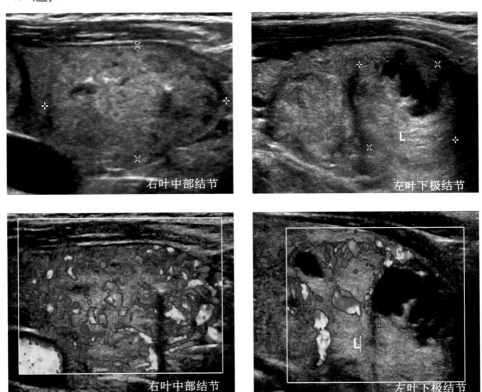

图 2-4-1　甲状腺体积增大，双侧叶多发结节，右叶较大者位于中部，边界清楚，形态规则，伴粗大钙化，左叶较大者位于下极，边界清楚，形态规则，伴囊性变；结节周边及内部血流信号丰富

超声诊断　甲状腺双侧叶多发结节，考虑结节性甲状腺肿（图 2-4-1）。

病理诊断　结节性甲状腺肿。

※ 评述

疾病概述

◆ 结节性甲状腺肿是甲状腺良性增生性病变，不属于肿瘤性病变；

◆ 病因：促甲状腺激素（TSH）刺激甲状腺滤泡上皮细胞反复增生与不均匀复原，形成多发增生性结节，甲状腺肿大，多为双侧，不对称性；

◆ 部分结甲可伴发甲状腺功能亢进症，称为毒性结节性甲状腺肿；

◆ 治疗：对结节较大产生压迫症状者；怀疑恶性结节者；结节性甲状腺肿伴发甲状腺功能亢进者可采用手术治疗。

超声特征

◆ 甲状腺双侧叶不对称性增大；

◆ 一般为双侧多发结节，大小不等；

◆ 结节边界较清，形态规则；

◆ 结节回声多样（低、等、高、混合回声）；

◆ 可伴各种退行性变（如液化、坏死、钙化）；即多种病理变化混合存在的声像图。

诊断思路

◆ 多种病变混合存在的声像图改变；

◆ 结节之间腺体回声正常；

◆ 甲状腺双侧叶不对称性肿大；

◆ 多个结节应除外恶性变结节；

◆ 观察结节血流信号，如出现"火海征"，应除外高功能性；

◆ 详细描述优势结节（较大者、疑似恶性者、功能亢进者）。

另附病例 1

※ 病史

患者女性，44 岁，甲状腺肿物 3 年余，无不适。

※ 超声

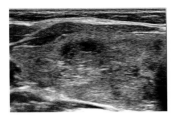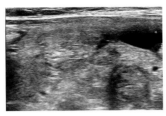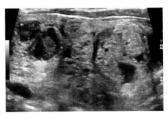

图 2-4-2　甲状腺双侧叶多发结节，回声多样，伴液化及斑点状钙化

超声诊断　甲状腺双侧叶多发结节伴液化及斑点状钙化，考虑结节性甲状腺肿（图 2-4-2）。

病理诊断　结节性甲状腺肿。

另附病例 2

※ 病史

患者女性，39 岁，体检发现甲状腺肿物 1 周。

※ 超声

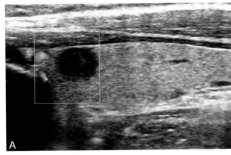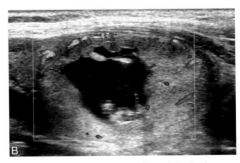

图 2-4-3　A. 甲状腺双侧叶多发结节，左叶较大者位于上极，极低回声，边界欠清，
形态规则，未见血流信号；B. 右叶较大者位于中下部，等高回声，边界清楚，
形态规则，伴液化，周边及内部可见少量血流信号

超声诊断　甲状腺双侧叶多发结节，右侧大者囊性变，考虑结节性甲状腺肿；甲状腺左叶上极极低回声结节，性质待定，有恶性倾向（图 2-4-3）。

病理诊断　左叶上极结节：微小乳头状癌；右叶：结节性甲状腺肿伴出血、囊性变。

（李婷婷）

第五节　甲状腺腺瘤

※ 病史

患者女性，54 岁，发现颈部肿物 1 年余，不伴吞咽及呼吸困难。查体：甲状腺右侧叶可及一椭圆形质韧肿物，表面光滑，边界清楚，压痛（-），随吞咽活动好。

※ 超声

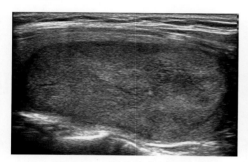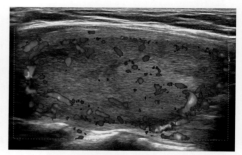

图 2-5-1　甲状腺右侧叶可见一椭圆形等回声肿物，几乎占据整个右侧叶，边界清楚，形态规则，周边细窄均匀声晕，周边血流环绕，内部血流信号较丰富

超声诊断　甲状腺右侧叶等回声实性肿物（图 2-5-1），腺瘤？

病理诊断　甲状腺滤泡性腺瘤。

※ 评述

疾病概述

◆ 甲状腺腺瘤是甲状腺最常见的良性肿瘤，分为滤泡型（最常见）、乳头型和混合型；

◆ 多见于中青年女性，生长缓慢，约 10% 可恶性变；

◆ 临床一般无自觉症状，少数为高功能性腺瘤（发生率约为 20%），可伴发甲状腺功能亢进症状；

◆ 治疗：由于甲状腺腺瘤有伴发甲状腺功能亢进和恶性变的可能，原则上应手术切除。

诊断及鉴别诊断

◆ 超声特征：单发、圆形（椭圆形）、等（低）回声，边界清楚，包膜完整，周边血流，周围多见声晕，较大者常见坏死液化；

◆ 多发或双侧结节者，一般不报腺瘤；

◆ 腺瘤与腺瘤样结节性甲状腺肿病理表现相似，尤其是单发的腺瘤样结节性甲状腺肿，超声鉴别困难。

另附病例 1

※ 病史

患者女性，57 岁，甲状腺肿大 3 年余，疼痛 5 天。

※ 超声

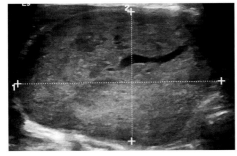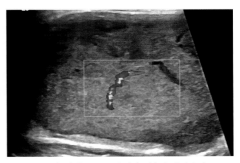

图 2-5-2　甲状腺右侧叶体积增大，实质内单发等回声肿物，几乎占据整个右侧叶，内少量液化，边界清楚，形态规则，包膜完整，内部少量血流信号

超声诊断　甲状腺右侧叶单发等回声实性肿物（图 2-5-2），腺瘤？

病理诊断　甲状腺滤泡性腺瘤伴出血。

另附病例 2

※ 病史

患者女性，50 岁，体检发现甲状腺右叶肿物 2 年余。

※ 超声

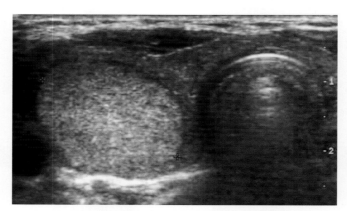

图 2-5-3　甲状腺右叶单发椭圆形均匀等回声结节，
边界清楚，周边均匀声晕

超声诊断　甲状腺右侧叶单发等回声实性结节（图 2-5-3），考虑腺瘤。

病理诊断　甲状腺滤泡性腺瘤。

另附病例 3

※ 病史

患者女性，43 岁，体检发现甲状腺肿物 1 天。

※ 超声

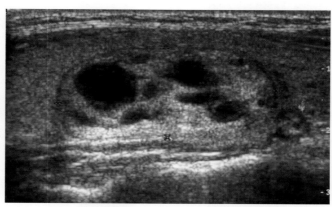

图 2-5-4　甲状腺左侧叶单发结节，周边有声晕，
包膜完整，内部伴坏死液化

超声诊断 甲状腺左侧叶单发等回声实性结节伴液化（图 2-5-4），良性，腺瘤？

病理诊断 甲状腺滤泡性腺瘤。

另附病例 **4**

※ 病史

患者女性，33 岁，发现甲状腺肿物 8 个月余。

※ 超声

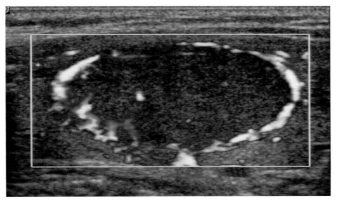

图 2-5-5 甲状腺右侧叶单发等回声结节，
内部回声均匀，周边环绕血流

超声诊断 甲状腺右侧叶单发等回声实性结节，考虑腺瘤（图 2-5-5）。

病理诊断 甲状腺滤泡性腺瘤。

（李婷婷）

第六节　甲状腺恶性肿瘤——乳头状癌

※ 病史

患者女性，34 岁，体检发现甲状腺肿物，无不适。

※ 超声

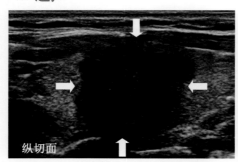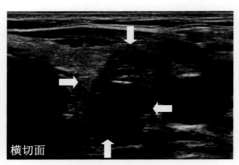

图 2-6-1　甲状腺左叶中部极低回声肿物，边界欠清楚，形态不规则，纵横比＞1（↑）

超声诊断　甲状腺左侧叶中部实性极低回声肿物，考虑恶性（图 2-6-1）。

病理诊断　甲状腺乳头状癌。

※ 评述

疾病概述

◆ 甲状腺癌主要分为乳头状癌（约 80%）、滤泡癌（10%～15%）、髓样癌（5%～10%）和未分化癌（＜5%）；

◆ 乳头状癌为低度恶性肿瘤，分化良好，生长缓慢，临床可多年无症状，癌灶最大直径≤1cm，称为微小乳头状癌。

诊断要点

◆ 甲状腺乳头状癌典型声像图特征：

（1）中部多见；

（2）边界欠清、形态不规则；

（3）（极）低回声；

（4）纵横比＞1；

（5）（微）钙化。

◆ 部分甲状腺微小乳头状癌恶性特征不明显，当超声难以定性时，须定期复查。

另附病例 1

※ 病史

患者女性，43岁，体检发现甲状腺肿物，无不适。

※ 超声

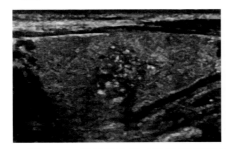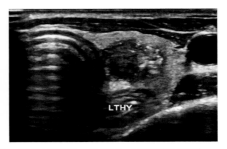

图 2-6-2　甲状腺左侧叶单发低回声结节，伴点状钙化。LTHY：甲状腺左侧叶

超声诊断　甲状腺左侧叶单发实性结节伴多发点状钙化，考虑恶性（图 2-6-2）。
病理诊断　乳头状癌。

另附病例 2

※ 病史

患者女性，59岁，发现甲状腺肿物半年余，无不适。

※ 超声

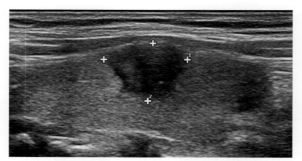

图 2-6-3　甲状腺右侧叶单发低回声结节，
边界欠清楚，形态不规则

超声诊断　甲状腺右侧叶单发实性低回声结节，考虑恶性（图 2-6-3 ）。

病理诊断　乳头状癌。

另附病例 3

※ 病史

患者女性，57 岁，发现甲状腺肿物 1 个月余。

※ 超声

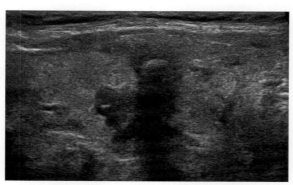

图 2-6-4　甲状腺右侧叶单发极低回声结节，
边界不清楚，形态不规则

超声诊断　甲状腺右侧叶单发实性极低回声结节，考虑恶性（图 2-6-4 ）。

病理诊断　乳头状癌。

另附病例**4**

※ 病史

患者女性，62 岁，发现甲状腺肿物半个月余。

※ 超声

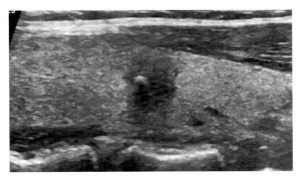

图 2-6-5　甲状腺右侧叶单发低回声结节，
边界不清楚，形态不规则，纵横比＞1，内部可见钙化

超声诊断　甲状腺右侧叶单发实性低回声结节，考虑恶性（图 2-6-5）。

病理诊断　乳头状癌。

附：甲状腺弥漫性硬化型乳头状癌

※ 病史

患者男性，21 岁，发现颈部肿物 2 年余。查体：甲状腺肿大，质韧，无压痛。

※ 超声

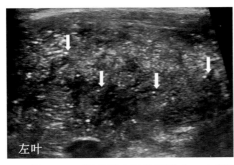
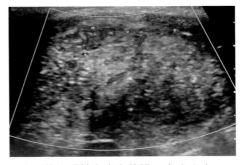

图 2-6-6　甲状腺左叶体积增大，内部回声不均匀伴弥漫性多发点状强回声（⇧），
周边少量血流

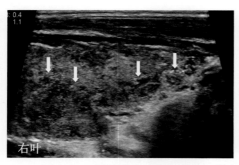 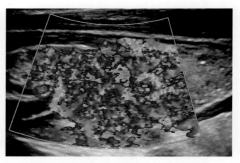

图 2-6-7　甲状腺右叶体积增大，桥本声像图基础上伴多发点状强回声（↓），
血流信号丰富

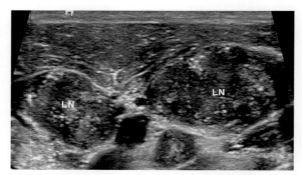

图 2-6-8　双侧颈部Ⅳ、Ⅵ区多发淋巴结肿大，
正常结构消失，伴多发点状钙化

超声诊断　甲状腺弥漫性病变，考虑桥本甲状腺炎；甲状腺双侧叶弥漫性点状钙化（左叶为著），考虑恶性；双侧颈部Ⅳ、Ⅵ区淋巴结肿大伴多发点状钙化，考虑MT（图 2-6-6，图 2-6-7）。

病理诊断　桥本甲状腺炎；乳头状癌（双侧叶）。

※ 评述

疾病概述

◆ 甲状腺弥漫硬化型乳头状癌是乳头状癌的一种亚型，约占乳头状癌的5%，侵袭性较强，预后较一般乳头状癌差；

◆ 年轻女性多见，临床表现隐匿，常无法触及明确甲状腺肿块，多因颈部淋巴结肿大就诊；

◆ 病理特征是甲状腺一侧或双侧弥漫性受累，有大量砂粒体，在非肿瘤区常为桥本甲状腺炎。

诊断要点

甲状腺弥漫硬化型乳头状癌超声表现：

（1）甲状腺内弥漫性分布的点状钙化；

（2）单侧或双侧弥漫受累；

（3）颈部可见转移性淋巴结，常伴点状钙化。

（李婷婷）

第七节　甲状腺恶性肿瘤——滤泡癌

※ 病史

患者男性，65 岁，甲状腺非对称性肿大。

※ 超声

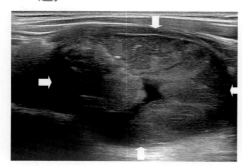
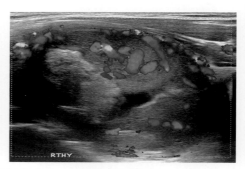

图 2-7-1　甲状腺右侧叶单发实性肿物（⇧），内部回声不均匀，
可见点状钙化（⬆）及坏死液化区，肿物内部及周边血流信号丰富

超声诊断　甲状腺右叶实性肿物，性质待定（图 2-7-1）。

※ 病理

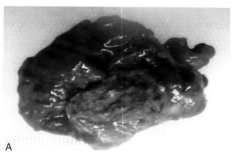
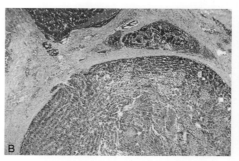

图 2-7-2　甲状腺滤泡癌病理组织图
A. 肿瘤呈椭圆形，实性，切面呈灰黄色；B. 分化较好的滤泡侵犯包膜（HE，×40）

病理诊断　甲状腺滤泡癌（图 2-7-2）。

※ 评述

疾病概述

◆ 甲状腺癌主要分为乳头状癌（约 80%）、滤泡癌（10%~15%）、髓样癌（5%~10%）和未分化癌（<5%）；

◆ 甲状腺滤泡性肿瘤包括滤泡癌与滤泡性腺瘤，滤泡癌少见；

◆ 病理上滤泡癌与滤泡性腺瘤相似，穿刺活检不能区别，确诊须手术病理，鉴别依据为被膜、血管或邻近甲状腺组织有无侵犯；

◆ 滤泡癌属中度恶性，血行转移多于颈部淋巴结转移。

诊断要点

◆ 滤泡癌和滤泡性腺瘤超声表现相似，不易鉴别，表现为单发、圆形（椭圆形）、低（等）回声，边界清楚，较大实性肿块（良性特征较多的较大实性肿块）。

◆ 治疗原则为手术切除。

（李婷婷）

第八节 甲状腺恶性肿瘤——髓样癌

※ 病史

患者女性，39 岁，体检发现甲状腺右叶肿物，右侧颈部淋巴结肿大。

※ 超声

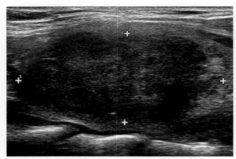 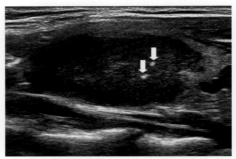

图 2-8-1 甲状腺右侧叶单发实性低回声占位，内部回声不均匀，可见多发点状钙化（↑）

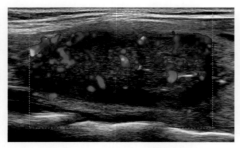 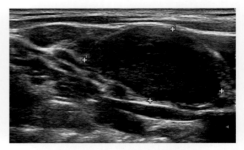

图 2-8-2 甲状腺右侧叶肿物
内部血流信号丰富、杂乱

图 2-8-3 右侧颈部淋巴结肿大，
正常淋巴结结构消失

超声诊断 甲状腺右叶低回声实性占位，考虑恶性。右侧颈部淋巴结肿大，考虑 MT（图 2-8-1 ~图 2-8-3）。

◆ **病理**

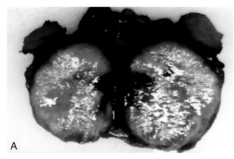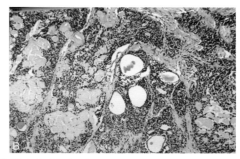

图 2-8-4　甲状腺髓样癌病理组织图
A. 甲状腺肿物切面呈灰黄色，质脆，界尚清；
B. 被纤维血管分隔的肿瘤细胞呈片状或巢状生长，间质有淀粉样沉积物（HE，×40）

病理诊断　甲状腺髓样癌（图 2-8-4）。

※ **评述**

疾病概述

◆ 甲状腺癌主要分为乳头状癌（约 80%）、滤泡癌（10%～15%）、髓样癌（5%～10%）和未分化癌（< 5%）；

◆ 髓样癌较乳头状癌侵袭性强，预后差；

◆ 髓样癌源于甲状腺滤泡旁细胞（C 细胞），可引起血清降钙素升高。

诊断要点

◆ 髓样癌具有甲状腺恶性肿瘤一般特征：低回声、边界不清、形态不规则、钙化。

◆ 髓样癌较特征声像图：

（1）多位于中上部；

（2）结节相对较大；

（3）多纵横比≤ 1；

（4）血供丰富。

◆ 血清降钙素升高有助于诊断。

（李婷婷）

第九节　甲状腺恶性肿瘤——未分化癌

※ 病史

患者男性，60 岁，发现颈部肿物 1 周，无吞咽困难及其他。

※ 超声

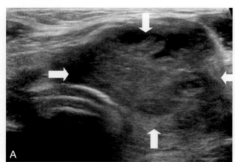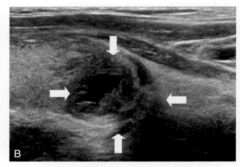

图 2-9-1　甲状腺峡部偏左（图 A）及右叶下极（图 B）均可见一不均质肿物（⇧），
边界欠清楚，形态欠规则，内部可见坏死液化

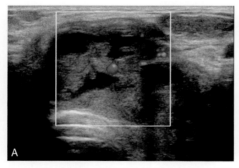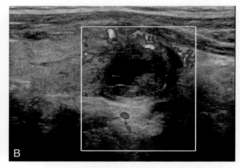

图 2-9-2　甲状腺峡部偏左（图 A）及右侧叶下极（图 B）肿物均可见血流信号

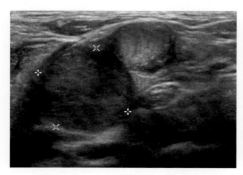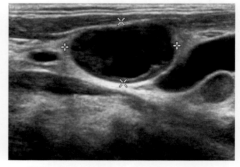

图 2-9-3　左侧颈部Ⅲ、Ⅳ区淋巴结肿大，正常淋巴结结构消失，部分坏死液化

超声诊断　甲状腺峡部偏左侧及右叶下极实性肿物，考虑恶性。左颈部Ⅲ、Ⅳ区多发淋巴结肿大，考虑MT（图2-9-1~图2-9-3）。

病理诊断　浸润性癌，结合免疫组化，符合未分化癌。

※ 评述

疾病概述

◆ 甲状腺癌主要分为乳头状癌（约80%）、滤泡癌（10%~15%）、髓样癌（5%~10%）和未分化癌（<5%）；

◆ 未分化癌恶性度高，预后极差，肿瘤生长迅速，早期即出现周围组织浸润和转移，临床表现有吞咽困难、呼吸不畅、声音嘶哑、颈前区疼痛等；

◆ 本病目前尚无有效及标准治疗方法，临床上多采用手术联合放化疗的治疗模式。

诊断要点

◆ 未分化癌具有甲状腺恶性肿瘤的一般声像图特征：低回声、边界欠清楚、形态不规则、内回声不均；

◆ 当肿物较大，短期生长迅速，内部坏死液化，伴周围浸润或远处转移，应考虑恶性（未分化癌可能）。

（李婷婷）

第十节　甲状腺恶性肿瘤——淋巴瘤

※ 病史

患者女性，55 岁，颈部无痛性肿物，进行性增大 1 个月。查体：甲状腺肿大，质硬，无压痛，化验甲状腺功能无异常，其他部位未见异常。

※ 超声

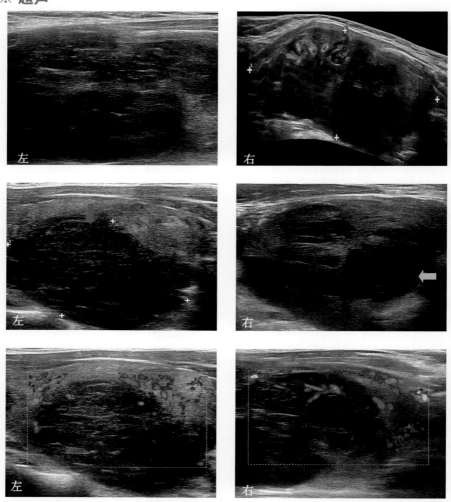

图 2-10-1　甲状腺双侧叶体积明显增大，实质内见回声减低区，几乎累及整个腺体，
内部回声不均匀，呈"蜂窝状"改变（ ⬆ ），部分区域近无回声（ ⬆ ），
后方回声增强，病变区域可见少量血流信号

超声诊断 甲状腺体积增大，内部弥漫性低回声区（图 2-10-1），淋巴瘤？

病理诊断 淋巴结外淋巴瘤［黏膜相关淋巴组织（MALT）淋巴瘤］。

※ 评述

疾病概述

◆ 淋巴瘤是发生于淋巴结和淋巴结外淋巴组织的恶性肿瘤，可累及全身各系统；

◆ 甲状腺淋巴瘤发生于甲状腺内的淋巴组织，属结外淋巴瘤，较少见，病理类型多为 B 细胞来源的非霍奇金淋巴瘤；

◆ 甲状腺淋巴瘤病因不清，可能与桥本甲状腺炎激活 B 细胞分泌自身抗体，致甲状腺淋巴组织增生继而发生恶变有关；甲状腺淋巴瘤常合并桥本甲状腺炎；

◆ 好发于中老年女性，多表现为短期增大的颈部无痛性肿物；

◆ 治疗：手术结合放化疗。

诊断要点

◆ 原发性甲状腺淋巴瘤超声表现多样，可分为三型：结节型、弥漫型、混合型。

◆ 较特征性表现：

（1）甲状腺不同程度增大；

（2）极低回声，可呈"蜂窝状"或"假囊性"；

（3）后方回声增强。

鉴别诊断

◆ 结节型需与甲状腺癌鉴别；

◆ 与桥本甲状腺炎鉴别：二者常合并存在，不易鉴别，如桥本甲状腺炎患者甲状腺短期增大应想到淋巴瘤可能；淋巴瘤内部回声更低，后方回声增强。

另附病例 **1**

※ 病史

患者男性，22 岁，淋巴瘤 11 个月余，发现颈部肿大半个月。

※ 超声

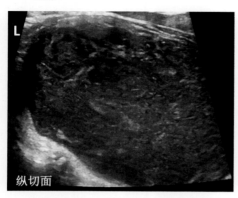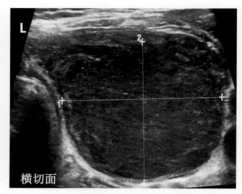

纵切面　　　　　　　　　　　横切面

图 2-10-2　甲状腺左侧叶体积增大，回声明显减低、不均匀、后方回声增强

超声诊断　甲状腺左侧叶弥漫性改变，淋巴瘤可能（图 2-10-2）。

病理诊断　B 细胞淋巴瘤。

（李婷婷）

第十一节 甲状腺恶性肿瘤小结

※ 评述

疾病概述

◆ 乳头状癌为低度恶性肿瘤，分化良好，生长缓慢，临床可多年无症状，癌灶最大直径 ≤ 1cm 称为微小乳头状癌（图 2-11-1，表 2-11-1）。

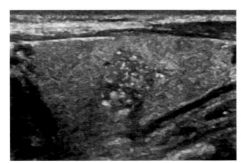 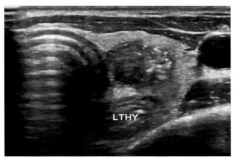

图 2-11-1　结节位于甲状腺中部、低回声、纵横比＞ 1、多发微钙化

LTHY：甲状腺左侧叶

◆ 滤泡癌属中度恶性，与滤泡性腺瘤相似，穿刺活检不能鉴别，确诊需手术病理（图 2-11-2）。

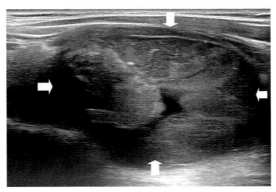

图 2-11-2　结节（↑）为单发、椭圆形、等回声，体积大，内可见点状钙化（↑）

◆ 髓样癌较乳头状癌侵袭性强，预后差，起源于甲状腺滤泡旁细胞（C 细胞），可引起血清降钙素升高（图 2-11-3）。

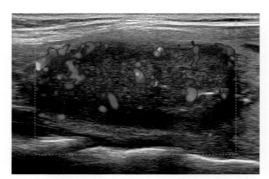

图 2-11-3　结节位于甲状腺中上部，
体积大、纵横比＜ 1、血供丰富

◆ 未分化癌发病率低，但恶性度高，预后极差，肿瘤生长迅速，早期即出现周
围组织浸润和转移，临床常伴有吞咽困难、呼吸不畅、声音嘶哑、颈前区疼
痛等症状（图 2-11-4）。

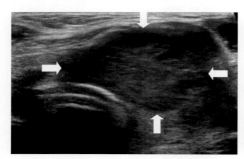 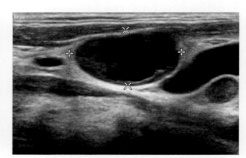

图 2-11-4　结节体积大、纵横比＜ 1，淋巴结转移（↑）

◆ 甲状腺淋巴瘤发生于甲状腺内的淋巴组织，属结外淋巴瘤，较罕见，病理类
型多为 B 细胞来源的非霍奇金淋巴瘤；好发于中老年女性，多表现为短期增
大的颈部无痛性肿物（图 2-11-5）。

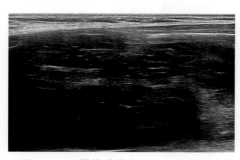 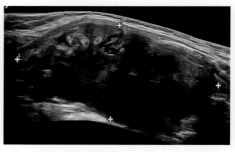

图 2-11-5　甲状腺体积增大，病变区呈极低回声，"蜂窝状""假囊性"，后方回声增强

附：表2-11-1　几种甲状腺恶性肿瘤比较

	乳头状癌	滤泡癌	髓样癌	未分化癌	淋巴瘤
占甲状腺癌比例	约80%	10%~15%	5%~10%	<5%	较少见
发生部位	中部	—	中上部	—	—
大小	—	较大	较大	较大	甲状腺多增大
边界	不清楚	清楚	不清楚	不清楚	不清楚
形态	欠规则	规则	欠规则	欠规则	欠规则
回声	（极）低回声	（等）低回声	低回声	低回声	极低回声
纵横比	>1	≤1	≤1	≤1	—
钙化	常见	少见	常见	可见	少见
较特征表现	极低回声；纵横比>1；中部；微钙化	单发；较大；类圆形；等回声	中上部；血供丰富；降钙素高	短期增大；内部坏死、液化；周围、远处浸润转移	极低回声；"蜂窝状"或"假囊性"

（李婷婷）

第十二节　甲状旁腺腺瘤

※ 病史

患者女性，61 岁，胰腺炎反复发作。血清总钙：2.66mmol/L（参考值：2.03 ~ 2.54 mmol/L），甲状旁腺素（PTH）：89pg/ml（正常值范围：12 ~ 88 pg/ml）。

※ 超声

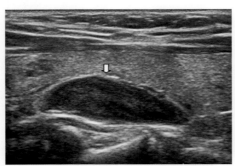

图 2-12-1　甲状腺左侧叶中上部后方
实性低回声肿物，前缘可见两层膜（↑）
分界甲状腺与肿物

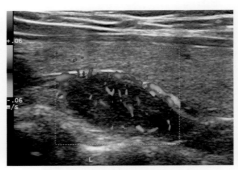

图 2-12-2　肿物前缘血管绕行
（分界甲状腺与肿物），肿物内部血供较丰富

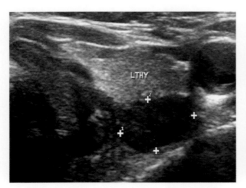

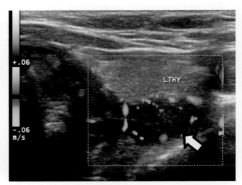

图 2-12-3　横断扫查显示肿物位于甲状腺后方，周边血管绕行（↑）

超声诊断　甲状腺左侧叶中上部后方实性低回声肿物，考虑甲状旁腺腺瘤（图 2-12-1 ~ 图 2-12-3）。

※ 其他影像—核素

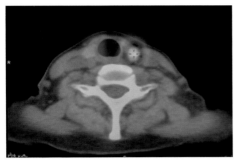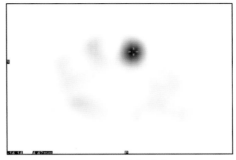

图 2-12-4　核素融合断层显像显示甲状腺左叶上极后方显像剂浓集

核素诊断　考虑甲状旁腺腺瘤（图 2-12-4）。

※ 病理

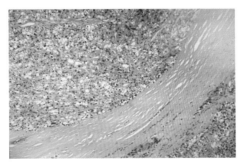

图 2-12-5　甲状旁腺腺瘤病理组织图
由嗜酸性细胞组成，包膜完整（HE，×40）

病理诊断　甲状旁腺腺瘤（图 2-12-5）。

※ 评述

疾病概述

◆ 甲状旁腺腺瘤是良性神经内分泌肿瘤，是原发性甲状旁腺功能亢进最常见的原因（80%～90%）；

◆ 甲状旁腺功能亢进时甲状旁腺素（PTH）增多，导致高钙和低磷血症，涉及泌尿、骨骼、消化等多系统；

◆ 本例中胰腺炎发生机制可能为钙离子沉积在胰管内，激活胰蛋白酶原和胰蛋白酶导致胰腺炎。

诊断要点

◆ 超声表现：甲状腺背外侧低回声肿物，多单发、椭圆形，与甲状腺间有双层明亮包膜分界，前缘可有血管绕行，内部血供丰富；

◆ 相关临床症状：本例为胰腺炎反复发作，其他临床症状可见泌尿系结石、骨痛、骨质疏松、骨折、胰腺炎、消化性溃疡等。

超声价值

◆ 甲状旁腺病变需定性（有无功能、良恶性）及定位。

◆ 有无功能依靠血钙和血PTH检测；超声不易确定良恶性；异位甲状旁腺病变，超声难以定位，可结合其他影像。

（薛继平）

第十三节　甲状旁腺癌

※ 病史

患者男性，70 岁，因膀胱结石入院，血清总钙：3.23 mmol/L（正常参考值：2.03 ~ 2.54 mmol/L）。

※ 超声

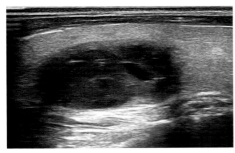

图 2-13-1　甲状腺右侧叶中上部不均质低回声结节，边界欠清楚，形态规则，内部可见液性区

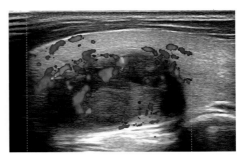

图 2-13-2　结节血供较丰富

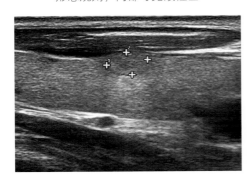

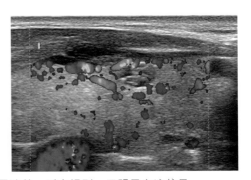

图 2-13-3　甲状腺左侧叶结节，边界清楚，形态规则，无明显血流信号

超声诊断　甲状腺右侧叶中上部结节，恶性可能。甲状腺左侧叶多发结节，良性（图 2-13-1 ~ 图 2-13-3）。

※ 其他影像—核素

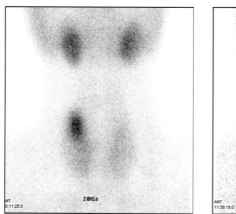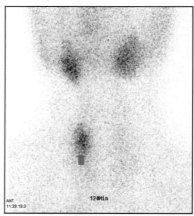

图 2-13-4　甲状旁腺显像阳性（ ↑ ）

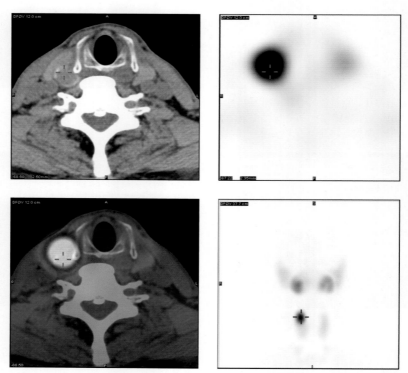

图 2-13-5　融合断层：甲状腺右叶上极背侧显像剂浓集，周边环形钙化

核素诊断　考虑甲状旁腺腺瘤（图 2-13-4 ~图 2-13-5）。

※ 实验室检查

PTH：519pg/ml（正常值范围：12 ~ 88 pg/ml）。

※ 病理

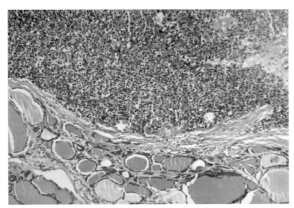

图 2-13-6　细胞弥漫片状生长，
侵犯包膜及甲状腺组织（HE，×40）

病理诊断　甲状旁腺癌（图 2-13-6）。

※ 评述

疾病概述

◆ 甲状旁腺癌较少见，90% 有功能，占原发性甲状旁腺功能亢进的 1.0% ~ 5.0%。

◆ 单独发生或遗传性综合征（多发性内分泌瘤病）。

◆ 好发于中青年，多累及单个腺体。

◆ 临床表现：

（1）血 PTH 值高于正常值 3 ~ 10 倍，血钙浓度升高；

（2）高钙血症引起的代谢紊乱和组织器官损害；

（3）颈部可触及肿物；

（4）转移途径：肿瘤局部浸润颈部淋巴结。

◆ 术后复发率高。

诊断要点

◆ 临床表现：泌尿系结石、骨痛、骨质疏松、骨折、胰腺炎等。

◆ 超声表现：

（1）体积较大，椭圆形或形态不规则、分叶状；

（2）边界欠清楚，可侵犯邻近组织；

（3）均匀低回声，常伴钙化，可有坏死液化；

（4）血供丰富、不规则；

（5）可有颈部淋巴结转移。

◆ 甲状旁腺癌较腺瘤常有更高的 PTH 值和血钙浓度。

诊断体会

◆ 提高认识：临床出现高血钙症状者，应注意除外甲状旁腺病变；

◆ 定位诊断：甲状旁腺病变易向前方发展，与甲状腺分界不清，易误诊。因此，怀疑甲状旁腺病变时，应多切面反复检查病变与甲状腺之间的包膜；

◆ 定性诊断：影像学价值在于定位，不易鉴别良恶性，穿刺活检也不能鉴别良恶性，确定病理性质需手术病理，主要依据为有无侵犯包膜、血管及颈淋巴结转移。

另附病例 1

※ 病史

患者男性，33 岁，因双肾多发结石，排尿不适入肾内科，查体：颈部可触及肿物，质硬，边界清楚，随吞咽活动。

※ 超声

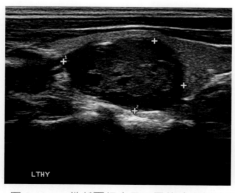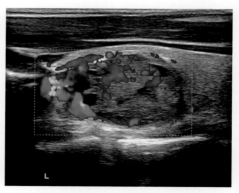

图 2-13-7　纵断面超声显示甲状腺左侧叶中部不均质低回声结节，边界清楚，形态规则，内部可见液性区及强回声斑，血供较丰富

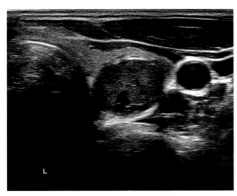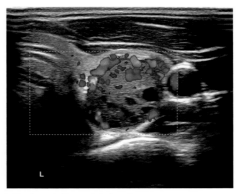

图 2-13-8　横断面超声显示病灶边界清楚，形态规则，
内可见液性区及强回声斑，血供较丰富

超声诊断　甲状腺左侧叶实性不均质结节，良性倾向（图 2-13-7，图 2-13-8）。

※ 其他影像—核素

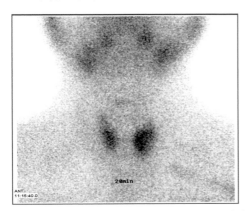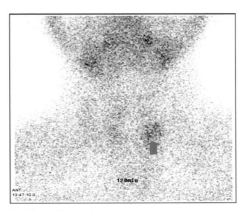

图 2-13-9　甲状旁腺显像阳性（ ↑ ）

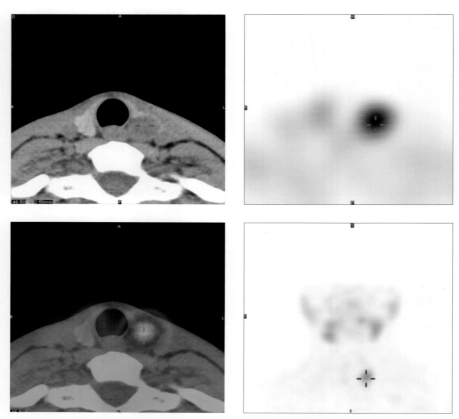

图 2-13-10　核素与 CT 断层融合显示甲状腺左叶中上部背侧软组织密度影，边缘多发钙化，局部显像剂分布增高

核素诊断　考虑甲状旁腺腺瘤（图 2-13-10）。

※ **实验室检查**

PTH：595.1pg/ml（正常值范围：12 ~ 88pg/ml）。

病理诊断　甲状旁腺癌。

（薛继平）

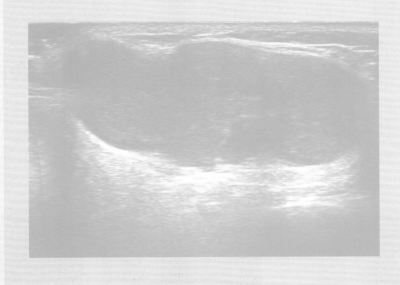

【第三章】

涎腺及颈部

第一节　涎腺良性肿瘤——混合瘤

※ 病史

患者女性，62岁，左耳下肿物5年，近1年增大，不伴疼痛及其他。

※ 超声

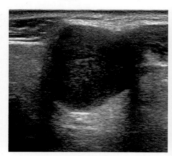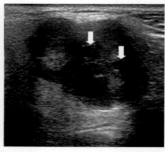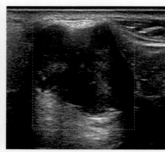

图 3-1-1　左侧腮腺下极单发低回声实性肿物，边界清楚，形态规则，
内部见小片状液性区（⇧），肿物后方回声增强，内部少量血流信号

超声诊断　左侧腮腺下极低回声实性肿物，考虑良性，混合瘤可能（图 3-1-1）。

※ 病理

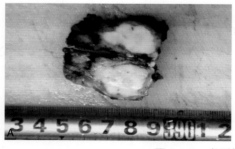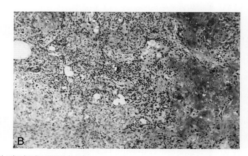

图 3-1-2　多形性腺瘤病理组织图
A.肿物切面灰白色，实性，多结节状，质脆；
B.肌上皮细胞形成的瘤细胞团及黏液样、软骨样组织（HE，×40）

病理诊断　多形性腺瘤（图 3-1-2）。

※ 评述

疾病概述

◆ 混合瘤即多形性腺瘤，是涎腺肿瘤中最常见的一种，占全部涎腺良性肿瘤的90%，85% 发生在腮腺内，约 8% 位于颌下腺内，舌下腺罕见，多为单发；病理成分多样，包括腺上皮、黏液、软骨样组织等；

◆ 对于高龄患者、肿块生长较快或短期迅速增大、出现持续性疼痛、面部麻木或面瘫等症状时均应警惕混合瘤恶变；

◆ 根据涎腺混合瘤的内部回声强弱及分布，表现为 4 种类型：①实性均匀回声；②实性不均匀低回声；③囊实性回声；④囊性回声，其中纯囊性回声较少见，大多数呈实性不均匀低回声，部分肿块中可见无回声区及钙化灶。

诊断要点

◆ 多位于腮腺的浅叶，单发多见；

◆ 边界清楚；

◆ 实性不均质低回声肿块多见，部分可见小片状液性区；

◆ 后方回声多增强；

◆ 少量或中等量血流信号。

鉴别诊断

◆ 需与腺淋巴瘤鉴别：腺淋巴瘤是腮腺第二位常见良性肿瘤，来源于腺体内淋巴结或邻近淋巴结内的异位涎腺组织。

◆ 腺淋巴瘤声像图特点：

（1）内部回声低或极低，内部多呈"网格状"；

（2）常为多发，血流信号较丰富；

（3）几乎均发生于腮腺。

另附病例 1

※ 病史

患者男性，27 岁，体检右耳下肿物 1 个月余。

※ **超声**

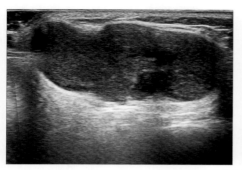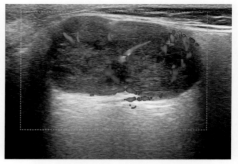

图 3-1-3　实性不均质回声型

超声诊断　右侧腮腺下极低回声实性肿物，考虑良性（图 3-1-3），混合瘤？

病理诊断　多形性腺瘤。

另附病例 **2**

※ **病史**

患者男性，52 岁，发现左耳后肿物 20 余天。

※ **超声**

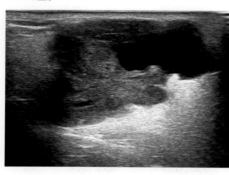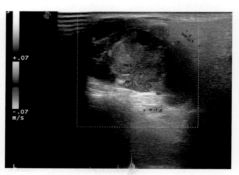

图 3-1-4　囊实混合型

超声诊断　左侧腮腺下低回声实性肿物伴坏死液化，考虑良性（图 3-1-4），混合瘤伴坏死液化？

病理诊断　多形性腺瘤。

（张燕霞）

第二节 涎腺良性肿瘤——腺淋巴瘤

※ **病史**

患者男性，50岁，左侧耳下肿物5年余，无疼痛。查体：肿物质软，活动度好。

※ **超声**

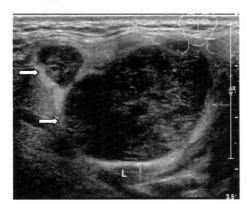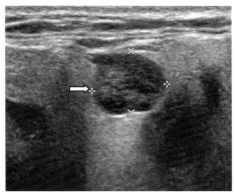

图 3-2-1 左侧腮腺内实性肿物（2个），均边界清楚，形态规则，内部呈网格样回声，后方回声增强（↑）

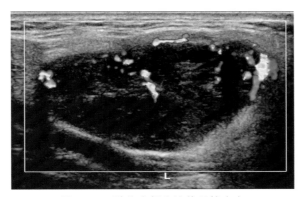

图 3-2-2 肿物内部血流信号较丰富

超声诊断 左侧腮腺内低回声实性肿物（2个），腺淋巴瘤可能（图3-2-1，图3-2-2）。

※ 病理

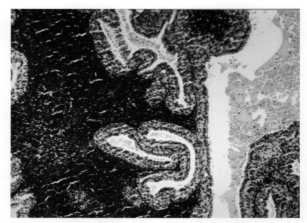

图 3-2-3　瘤细胞形成乳头突入囊腔，
间质充满密集的淋巴细胞（HE，×40）

病理诊断　腺淋巴瘤（图 3-2-3）。

※ 评述

疾病概述

◆ 腺淋巴瘤又称淋巴乳头状囊腺瘤或 Warthin 瘤，是腮腺第二位常见的良性肿瘤，来源于腺体内淋巴结或邻近淋巴结内的异位涎腺组织，几乎全部发生在腮腺，占所有腮腺肿瘤的 6% ~ 10%；

◆ 中老年男性多见；

◆ 具有双侧、多发、术后很少复发的特点，恶变极为少见。

诊断要点

◆ 内部回声低或极低；

◆ 内部多呈"网格状"；

◆ 血流较丰富；

◆ 常为多发；

◆ 几乎均发生于腮腺；

◆ 坏死液化较常见。

鉴别诊断

须与腮腺混合瘤鉴别，腮腺混合瘤声像图特点：

◆ 单发多见；

◆ 边界清楚；

◆ 实性不均质低回声肿块多见，部分可见小片状液性区，一般无网格状改变；

◆ 肿瘤后方回声多增强；

◆ 少量或中等量血流信号。

另附病例 1

※ 病史

患者男性，48 岁，发现左侧耳垂下方肿物 20 余天。

※ 超声

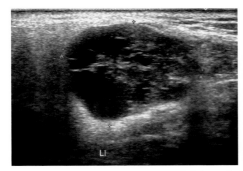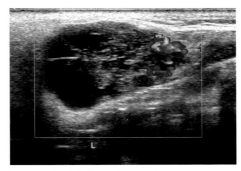

图 3-2-4　左侧腮腺内低回声实性肿物，边界清楚，形态规则，
内部呈网格样回声，后方回声增强，内部血流信号较丰富

超声诊断　左侧腮腺内低回声实性肿物，考虑良性（图 3-2-4），腺淋巴瘤？

病理诊断　腺淋巴瘤。

另附病例 2

※ 病史

患者男性，60 岁，发现左侧耳前肿物近 3 个月。

※ **超声**

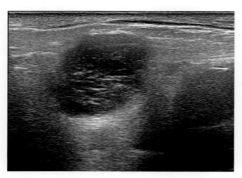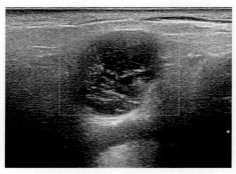

图 3-2-5　左侧腮腺内低回声实性肿物，边界清楚，形态规则，
内部呈网格样回声，后方回声增强，内部血流信号较丰富

超声诊断　左侧腮腺内低回声实性肿物，考虑良性（图 3-2-5），腺淋巴瘤？

病理诊断　腺淋巴瘤。

另附病例 3

※ **病史**

患者男性，71 岁，发现右侧耳下肿物 5 个月余。

※ **超声**

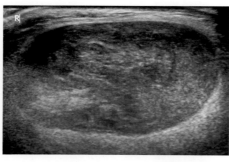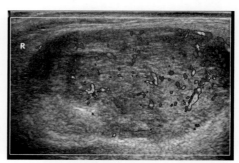

图 3-2-6　右侧腮腺内低回声实性肿物，边界清楚，形态规则，
内部呈网格样回声，内部血流信号较丰富

超声诊断　右侧腮腺内低回声实性肿物，考虑良性（图 3-2-6），腺淋巴瘤？

病理诊断　腺淋巴瘤。

另附病例 4

※ 病史

患者女性，56 岁，发现右侧耳下肿物 20 余天。

※ 超声

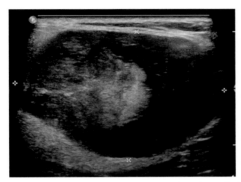 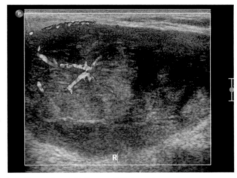

图 3-2-7 右侧腮腺内低回声实性肿物，边界清楚，形态规则，
内部回声不均匀，呈网格样回声，血流信号较丰富

超声诊断 右侧腮腺内实性低回声肿物，考虑良性（图 3-2-7），腺淋巴瘤？

病理诊断 腺淋巴瘤。

另附病例 5

※ 病史

患者女性，52 岁，扪及双侧耳前肿物 2 天。

※ **超声**

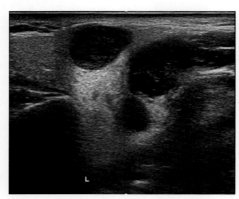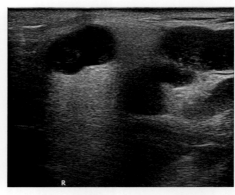

图 3-2-8 双侧腮腺多发低回声实性肿物，边界清楚，形态规则，后方回声增强

超声诊断 双侧腮腺多发实性低回声肿物，考虑良性（图 3-2-8），腺淋巴瘤？

病理诊断 腺淋巴瘤。

（张燕霞）

第三节　涎腺良性肿瘤——基底细胞腺瘤

※ **病史**

患者女性，60 岁，左耳下肿物 1 年余，无明显变化，不伴疼痛。

※ **超声**

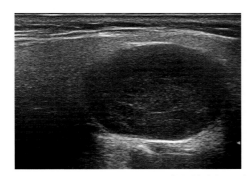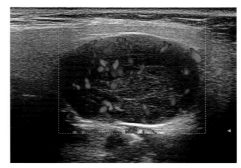

图 3-3-1　左侧腮腺内单发低回声实性肿物，边界清楚，形态规则，
后方回声增强，血流信号丰富

超声诊断　左侧腮腺内实性低回声肿物，考虑良性（图 3-3-1），混合瘤？

病理诊断　基底细胞腺瘤。

※ **评述**

疾病概述

◆ 基底细胞腺瘤来自涎腺终末导管（闰管）细胞；

◆ 基底细胞腺瘤占涎腺肿瘤的 1%～2%，男性多见，好发于 60 岁以上，多见于
腮腺；

◆ 肿瘤生长缓慢，少数患者可伴有疼痛；

◆ 声像图与混合瘤、腺淋巴瘤相似，超声较难鉴别。

另附病例 1

※ 病史

患者男性，65岁，发现右耳前肿物1周。

※ 超声

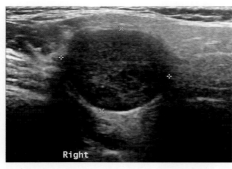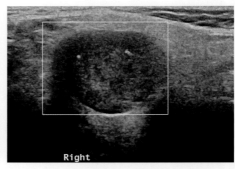

图 3-3-2　右腮腺内单发低回声实性肿物，边界清楚，形态规则，后方回声增强，
内部少量血流信号

超声诊断　右侧腮腺内实性低回声肿物，考虑良性（图 3-3-2），混合瘤？

病理诊断　基底细胞腺瘤。

另附病例 2

※ 病史

患者男性，47岁，发现左耳下肿物3年余。

※ 超声

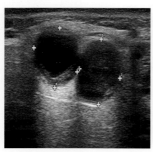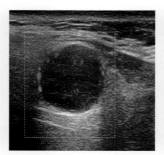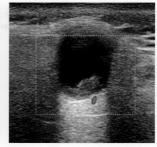

图 3-3-3　左侧腮腺下极2个低回声肿物，均边界清楚，形态规则，后方回声增强，
其中一个为实性，血流信号较丰富，另一个为囊实性，无明显血流信号

超声诊断 左侧腮腺下极 2 个低回声肿物，考虑良性（图 3-3-3），腺淋巴瘤？

病理诊断 基底细胞腺瘤。

另附病例 3

※ 病史

患者男性，47 岁，发现左耳后肿物 10 余天。

※ 超声

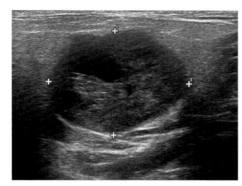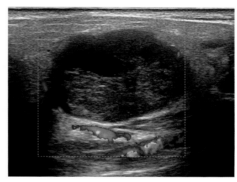

图 3-3-4 左侧腮腺内单发低回声实性肿物，边界清楚，形态规则，后方回声增强，内部可见液化区，少量血流信号

超声诊断 左侧腮腺内实性低回声肿物伴液化，考虑良性（图 3-3-4），混合瘤？

病理诊断 基底细胞腺瘤。

另附病例 4

※ 病史

患者男性，48 岁，发现右颌下肿物 8 个月余。

※ **超声**

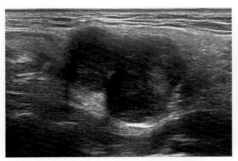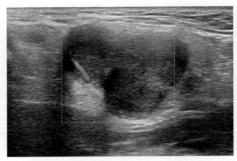

图 3-3-5 右侧腮腺内单发低回声实性肿物，边界清楚，形态规则，呈大分叶，
后方回声增强，少量血流信号

超声诊断 右侧腮腺内实性低回声肿物，考虑良性（图 3-3-5），混合瘤？

病理诊断 基底细胞腺瘤。

另附病例5

※ **病史**

患者女性，52 岁，发现右耳前肿物 3 个月。

※ **超声**

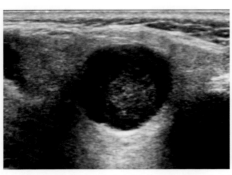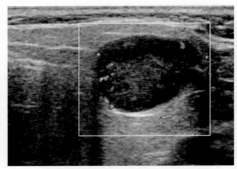

图 3-3-6 右侧腮腺内单发低回声实性肿物，边界清楚，形态规则，内部回声欠均匀，
似呈网格状，后方回声增强，血流信号较丰富

超声诊断 右侧腮腺内实性低回声肿物，考虑良性（图 3-3-6），腺淋巴瘤？

病理诊断 基底细胞腺瘤。

（张燕霞）

第四节 涎腺恶性肿瘤

病 例 1

※ 病史

患者女性，24 岁，左侧耳下肿物 4 年余，突然增大 1 个月，表面不光滑，活动度尚好，无压痛。

※ 超声

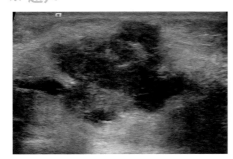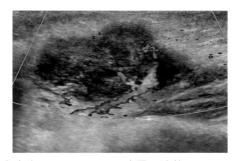

图 3-4-1　左侧腮腺下极实性肿物，大小为 2.4cm×2.0cm，边界不清楚，
形态不规则，回声不均匀，内部血流丰富

超声诊断　左侧腮腺下极低回声实性肿物，考虑恶性（图 3-4-1）。

※ 病理

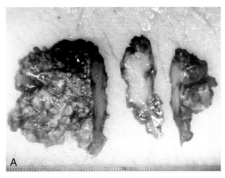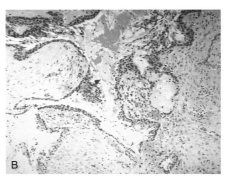

图 3-4-2　黏液表皮样癌病理组织图
A. 肿物切面呈灰黄、暗红色，质中，暗红色区域可见囊腔，内含胶冻样物；
B. 由表皮样细胞、黏液细胞及中间细胞构成，可见囊腔形成（HE，×40）

病理诊断 黏液表皮样癌（图 3-4-2）。

病 例 2

※ **病史**

患者男性，27 岁，发现右腮腺区肿物 1 个月余。查体：质硬，活动可，压痛（-）。

※ **超声**

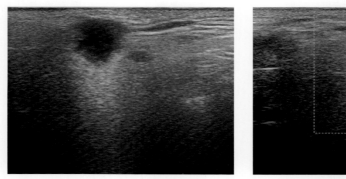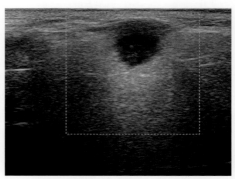

图 3-4-3　右侧腮腺下极实性肿物，边界不清楚，形态不规则

超声诊断 右侧腮腺下极实性低回声肿物，恶性可能（图 3-4-3）。
病理诊断 黏液表皮样癌。

病 例 3

※ **病史**

患者女性，20 岁，左耳垂下肿物渐进性增大 4 年，查体：中等偏硬，活动可，压痛（-）。

※ 超声

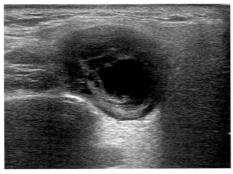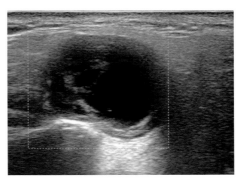

图 3-4-4　左侧腮腺下极囊实性肿物，边界清楚，形态规则，边缘少量血流信号

超声诊断　左侧腮腺下极囊实性肿物，良性可能性大（图 3-4-4）。

病理诊断　黏液表皮样癌。

病 例 4

※ 病史

患者男性，70 岁，左耳前肿物 8 年余，近 1 年明显增大，伴疼痛。

※ 超声

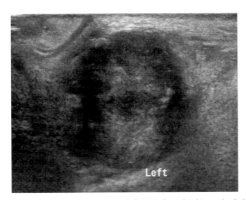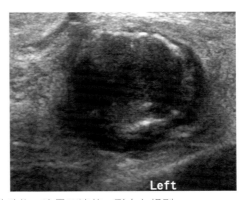

图 3-4-5　左侧腮腺下极低回声实性肿物，边界不清楚，形态欠规则，
内部回声不均匀，多发钙化

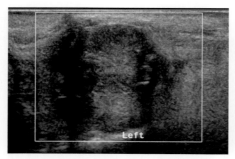

图 3-4-6　肿物内未见明显血流信号

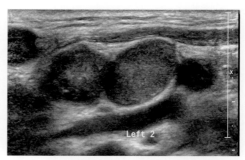

图 3-4-7　左侧颈部 I—V 区及锁骨上区
多发肿大淋巴结，结构消失

超声诊断　左侧腮腺下极实性肿物伴多发钙化，考虑恶性。左侧颈部 I—V 区及锁骨上区淋巴结肿大，考虑 MT（图 3-4-5 ~图 3-4-7）。

※ 病理

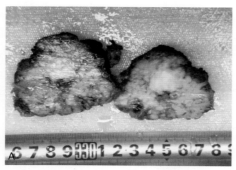
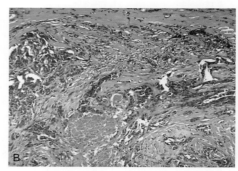

图 3-4-8　导管癌病理组织图
A.肿物切面呈灰红色，分叶状，质脆，与周围分界不清；
B.浸润性生长的细胞伴粉刺样坏死（HE，×40）

病理诊断　导管癌（图 3-4-8）。

病 例 5

※ 病史

患者男性，66 岁，右耳后肿物数十年，半年前肿物增大明显，偶伴疼痛。触诊质硬，活动尚可，压痛（-）。

※ **超声**

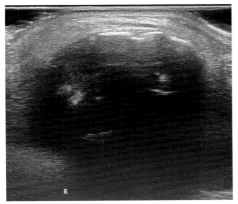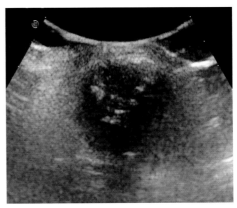

图 3-4-9　右侧腮腺下极实性低回声肿物，边界不清楚，
内部回声不均匀，多发钙化，后方回声衰减

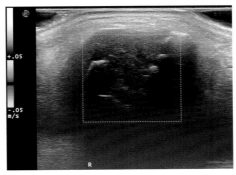

图 3-4-10　肿物内未见血流信号

超声诊断　右侧腮腺下极实性肿物伴钙化，考虑恶性（图 3-4-9 ~图 3-4-10）。

病理诊断　恶性多形性腺瘤（癌在多形性腺瘤中）。

※ **评述**

疾病概述

◆ 涎腺恶性肿瘤中黏液表皮样癌最常见，其他还有恶性多形性腺瘤、腺泡细胞
癌、腺样囊性癌等，除腺样囊性癌外，多发生于腮腺；

◆ 黏液表皮样癌来源于腺管上皮，可发生于任何年龄，分低、中、高度恶性；

◆ 恶性多形性腺瘤主要来源于腺上皮、肌上皮，90% 以上系良性多形性腺瘤恶
变所致，恶变以后成分复杂，可表现为癌在多形性腺瘤中、癌肉瘤；

◆ 涎腺导管癌少见，起源于涎腺导管上皮，恶性度高，短期生长迅速，早期发生淋巴、血行转移，血行转移以肺多见。

超声价值

◆ 涎腺恶性肿瘤病理类型多，声像图表现类似，多具有恶性声像图特征，超声可推测良恶性，不能区别病理类型；

◆ 部分低度恶性涎腺肿瘤声像图与良性肿瘤相似，不易鉴别，超声引导下穿刺活检利于诊断。

超声表现

◆ 涎腺区具有恶性特征的实性肿物；

◆ 边界不清楚，形态不规则；

◆ 多为低回声，分布不均匀，多伴有钙化；

◆ 血供丰富；

◆ 多伴同侧颈部淋巴结转移。

（李慧展）

第五节　鳃裂癌

※ **病史**

患者男性，23 岁，左颈部红枣大小肿物，低头时轻微疼痛不适。

※ **超声**

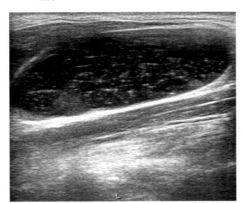 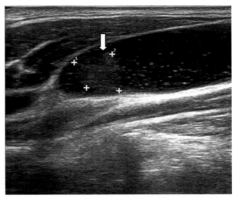

图 3-5-1　左侧颈部胸锁乳突肌后外侧囊性为主囊实性（个）肿物，囊性部分透声差，
可见细密点状高回声漂浮

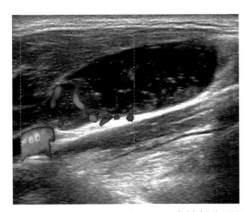 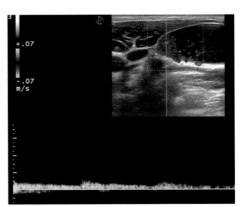

图 3-5-2　实性部分可见血流信号，呈动脉型频谱

超声诊断　左侧颈部胸锁乳突肌后外侧囊实性肿物（图 3-5-1，图 3-5-2）。

病理诊断　鳃裂癌。

※ 评述

疾病概述

◆ 鳃裂癌极少见，常由鳃裂囊肿的上皮恶变而来；

◆ 发病年龄多为中老年人；

◆ 临床常无症状，早期常表现为囊性或囊实性无痛性肿物；

◆ 常好发于鳃裂囊肿处；

◆ 治疗：肿瘤扩大切除 + 同侧颈淋巴结清扫；

◆ 预后：如能早期发现并及时治疗，预后较好。

超声表现

◆ 发生于鳃裂囊肿好发区；

◆ 囊实性或厚壁囊性肿物，壁均匀或不均匀结节状；

◆ 增强检查囊壁明显强化；

◆ 周围可有肿大淋巴结。

诊断体会

◆ 病变位于鳃裂囊肿好发区，易误诊为鳃裂囊肿；

◆ 鳃裂癌极少见，术前难以推测病理性质；

◆ 影像检查的意义在于确定物理性质；

◆ 本例肿物呈囊实性，实性部分有动脉型血流，超声可提示恶性之可能，应进一步超声造影检查。

（崔荣荣）

第六节　鳃裂囊肿

※ **病史**

患者女性，51 岁，发现左侧颈部肿物，颈部疼痛、触痛。

※ **超声**

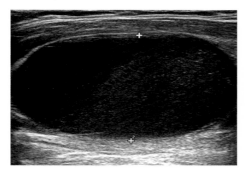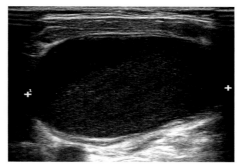

图 3-6-1　左侧颈部胸锁乳突肌深方椭圆形囊性肿物，边界清楚，包膜完整，内透声差，
可见细密点状回声沉积，可见液平面

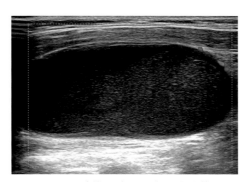

图 3-6-2　肿物周边可见少量血流信号

超声诊断　左侧颈部胸锁乳突肌深方囊性肿物，良性，鳃裂囊肿可能（图 3-6-1，
图 3-6-2 ）。

病理诊断　鳃裂囊肿。

※ 评述

疾病概述

◆ 又称颈部淋巴上皮囊肿，胚胎发育过程中鳃弓和鳃裂未正常融合或闭锁不全所致的颌面部囊性肿块；

◆ 20 ~ 50 岁多见，颈部无痛性肿块，生长缓慢。

◆ 分为第一至第四鳃裂囊肿（图 3-6-3）：

①第一鳃裂囊肿：多位于为腮腺内；②第二鳃裂囊肿：多位于下颌角水平，颌下腺后方；③第三、第四鳃裂囊肿少见。

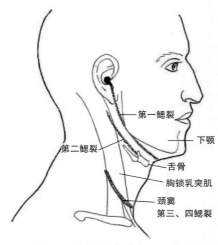

图 3-6-3 鳃裂囊肿位置示意图

诊断要点

◆ 颈部囊性包块，多见于下颌角水平；

◆ 椭圆形，边界清，包膜完整；

◆ 囊肿多数透声差，呈密集点状回声，可见液平面。

鉴别诊断

◆ 甲状舌管囊肿：多位于颈前正中，舌骨水平；

◆ 表皮样囊肿：紧贴皮肤层的囊性包块；

◆ 神经源性肿瘤：实性肿物，典型者可见"鼠尾"征。

（崔荣荣）

第七节 甲状舌管囊肿

※ 病史

患者女性，15 岁，发现颈部正中偏左肿物 2 个月。查体：质软，表面光滑，随吞咽活动。

※ 超声

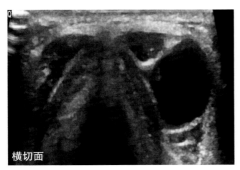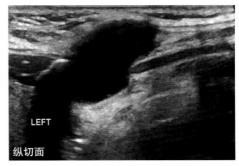

图 3-7-1 颈部正中偏左舌骨水平囊性肿物，边界清楚，内部透声好，后方回声增强

超声诊断 颈部正中偏左舌骨水平囊性肿物，考虑甲状舌管囊肿（图 3-7-1）。

病理诊断 甲状舌管囊肿。

※ 评述

疾病概述

◆ 甲状舌管囊肿为先天性发育异常，胚胎期未自行闭合的甲状舌管残存上皮分泌物积聚而成；

◆ 儿童多见；

◆ 颈正中或略偏向一侧无痛性肿物，通过条索状结构与舌骨体相连，所以随吞咽上下活动。

诊断要点

◆ 颈正中或略偏向一侧囊性肿物，位置表浅，大小为 1 ~ 2cm，随吞咽上下活动（图 3-7-2）；

◆ 一般超声可明确提示；

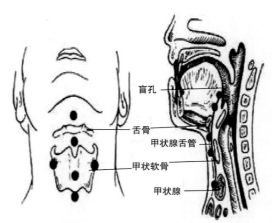

图 3-7-2　甲状舌管囊肿示意图
● ：甲状舌管囊肿可发生部位

◆ 须与皮样囊肿、表皮样囊肿鉴别，后两者紧贴皮肤层，与舌骨无关，不随吞咽活动。

（苏莉莉）

第八节　颈部囊性病变小结

疾病概述

◆ 甲状舌管囊肿为胚胎期未自行闭合的甲状舌管残存上皮分泌物积聚而成，儿童多见，临床表现为颈正中或略偏向一侧无痛性肿物，与舌骨相连，随吞咽上下活动；

◆ 鳃裂囊肿为胚胎发育过程中鳃弓和鳃裂未正常融合或闭合不全所致，20~50岁多见，多位于下颌角水平，无痛，生长缓慢；

◆ 皮样囊肿为胚胎发育过程中残存上皮发展而成，由皮肤及皮肤附件构成，囊腔内为脱落的上皮细胞，皮脂腺、汗腺、毛发等结构，幼儿或青春期多见，多位于皮下，与皮肤无粘连；

◆ 表皮样囊肿为胚胎发育过程中残存上皮细胞或外伤、手术植入上皮细胞不断角化脱落而成，囊内充满干酪样角化物，无皮肤附属器，20~50岁多见，多位于皮下，与皮肤无粘连；

◆ 淋巴管瘤为胚胎期原始淋巴管未能退化、未引流入中心静脉系统或继发性淋巴管损伤所致，组织学上分为毛细管型、海绵状及囊性三型，2岁以下儿童多见，临床多表现为胸锁乳突肌后方无痛性肿物。

鉴别诊断

◆ 甲状舌管囊肿：多位于颈前正中，舌骨水平，随吞咽上下活动（图3-8-1）；

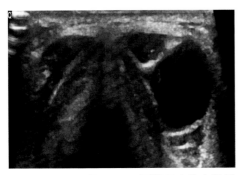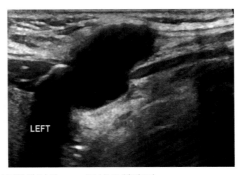

图 3-8-1　颈部正中偏左舌骨水平囊性肿物——甲状舌管囊肿

◆ 鳃裂囊肿：多位于下颌角水平，囊肿内呈密集点状回声，可见液平面（图 3-8-2）；

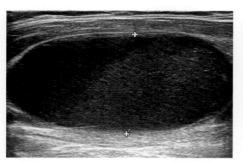
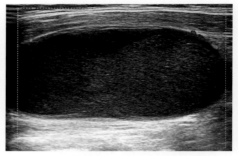

图 3-8-2 左侧下颌角水平、胸锁乳突肌深方囊性肿物——鳃裂囊肿，
内部见细密点状回声沉积，可见液平面

◆ 表皮样囊肿与皮样囊肿：紧贴皮肤层的囊性包块（图 3-8-3，图 3-8-4）；

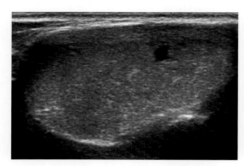
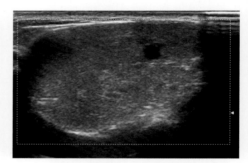

图 3-8-3 颈部正中皮下囊性肿物——皮样囊肿，内部透声差，无血流信号

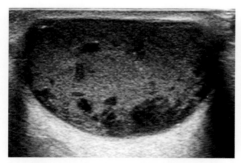
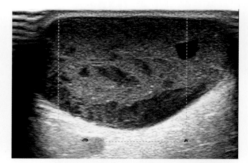

图 3-8-4 左颈部皮下囊性肿物——表皮样囊肿，内部透声差，可见裂隙样无回声区

◆ 淋巴管瘤：多位于胸骨乳突肌后方，多房囊性肿物（图 3-8-5）。

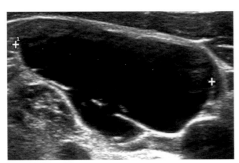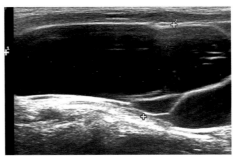

图 3-8-5 左颈部胸锁乳突肌外侧缘囊性肿物——囊性淋巴管瘤，
内部可见多发高回声分隔

（苏莉莉）

第九节　周围神经鞘瘤

※ 病史

患者男性，27 岁，体检发现左侧颈部肿物，无不适。查体：肿物质中，活动度好，有压痛。

※ 超声

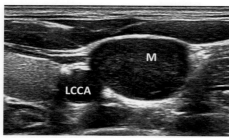

图 3-9-1　左侧颈根部颈总动脉旁低回声实性肿物，边界清楚，形态规则，包膜完整

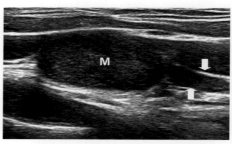

图 3-9-2　纵切面超声显示肿物旁渐行变细的束条状低回声——"鼠尾征"（↑）

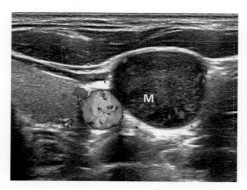

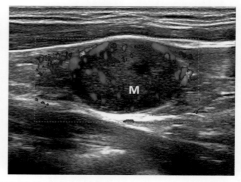

图 3-9-3　肿物内部血流信号较丰富

超声诊断　左侧颈根部颈总动脉旁实性肿物，考虑良性（图 3-9-1 ~ 图 3-9-3），神经来源？

※ 其他影像—CT

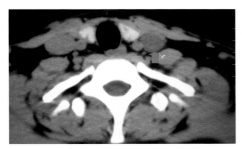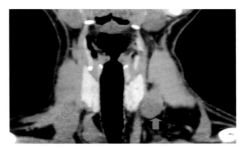

图 3-9-4　左颈动脉鞘旁一实性肿物，内部密度均匀（⬆）

CT 诊断　左侧颈动脉鞘旁实性肿物，良性病变（图 3-9-4）。

※ 病理

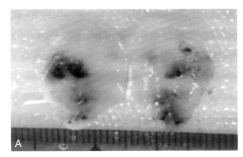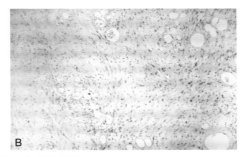

图 3-9-5　神经鞘瘤病理组织图
A.肿物切面呈灰黄、灰红色，可见出血点，质中；B.梭形细胞呈编织样生长（HE，×40）

病理诊断　神经鞘瘤（图 3-9-5）。

※ 评述

疾病概述

◆ 神经鞘瘤来源于外周运动、感觉或脑神经鞘膜的施万细胞，又称 Schwann 瘤，
是周围神经的常见良性肿瘤；

◆ 多见于青壮年（20 ~ 50 岁），无性别差异，好发于四肢、头颈部，90% 单发；

◆ 早期常无明显症状，当肿物较大压迫神经时，可出现感觉异常或疼痛，肿物
不侵犯神经，有完整包膜，易手术切除，很少复发；

◆ 生长缓慢，极少发生恶变。

超声特征

◆ 低回声实性肿物；

◆ 边界清楚，形态规则，包膜完整，血供较丰富；

◆ 较具特征性表现：

　（1）肿物相对神经偏心性生长；

　（2）"鼠尾征"：肿物两端可见渐行变细神经走行；

　（3）"靶征"：瘤中央簇团状或靶状偏高回声，边缘为低回声环绕（图 3-9-6）；

　（4）内部易囊性变、钙化；

　（5）与血管伴行。

本例符合特征性表现（1）（2）（5）。

◆ 神经鞘瘤与神经纤维瘤声像图相似，但后者无靶征，较少囊变，血流少。

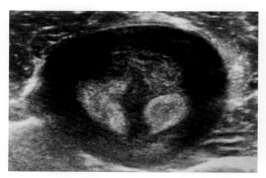

图 3-9-6 "靶征"

另附病例 1

※ **病史**

患者女性，36 岁，左上臂肿物 1 年，前臂放射痛，查体：左上臂樱桃大小一肿物，无红肿，有触痛。

※ 超声

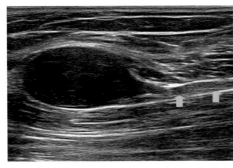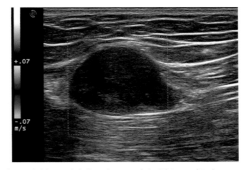

图 3-9-7　左上臂肌层内实性低回声肿物，边界清楚，形态规则，一端与神经干相连，呈"鼠尾征"（⬆），无明显血流信号

超声诊断　左上臂肌层内实性肿物，考虑良性（图 3-9-7），神经来源?

病理诊断　神经鞘瘤。

另附病例 2

※ 病史

患者男性，44 岁，右前臂肿物 1 年余，前臂放射痛，无红肿，有触痛。

※ 超声

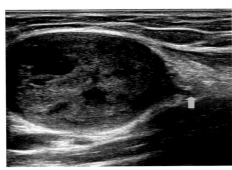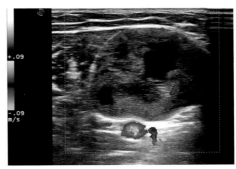

图 3-9-8　右前臂肌层内实性低回声肿物，边界清楚，形态规则，有包膜，内部可见无回声区，后方回声增强，一端呈"鼠尾征"（⬆），内部少量血流信号

超声诊断　右前臂肌层内实性肿物伴液化，考虑良性（图 3-9-8），神经来源?

病理诊断　神经鞘瘤。

另附病例3

※ 病史

患者男性，33岁，右小腿肿物近半年，无红肿，有触痛。

※ 超声

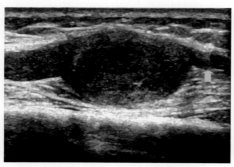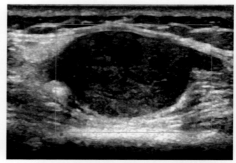

图 3-9-9 右小腿后方肌层内实性低回声肿物，边界清楚，形态规则，内部回声欠均匀，两端与神经干相连（⬆），呈"鼠尾征"，内部可见少量血流信号

超声诊断 右小腿后方肌层内实性肿物，考虑良性（图 3-9-9），神经来源？

病理诊断 神经鞘瘤。

（赵哲黠 门殿霞）

第十节 颈动脉体副神经节瘤

病 例 1

※ 病史

患者男性，65 岁，突发头晕、出汗就诊，无耳鸣、视物模糊，无吞咽困难、声音嘶哑。查体：右颈部肿物，可左右移动，不可上下移动。

※ 超声

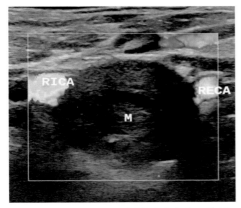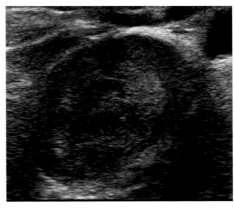

图 3-10-1 右侧颈动脉分叉处低回声实性肿物，边界清楚，形态规则，内部回声不均匀，颈内、颈外动脉分叉增宽。RICA：右侧颈内动脉；RECA：右侧颈外动脉

超声诊断 右侧颈动脉分叉处实性低回声肿物，考虑颈动脉体瘤（图 3-10-1）。

病理诊断 结合免疫组化，符合颈动脉体副神经节瘤。

病 例 2

※ 病史

患者女性，26 岁，左侧颈部增粗 1 周就诊，触诊：左下颌角处无痛性肿物，质韧，有搏动性，速率与心率一致，界限清楚，可左右移动，不可上下移动。

※ **超声**

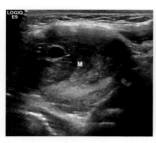 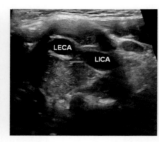 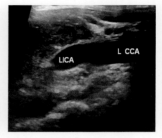

图 3-10-2　左侧颈动脉分叉处低回声实性肿物，包绕颈动脉窦部及颈内、
颈外动脉，血管壁光整，肿物边界清楚，形态规则，内部不均匀

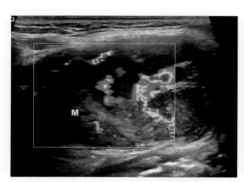 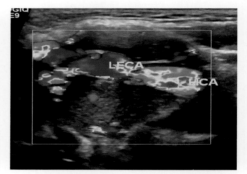

图 3-10-3　肿物内部血流信号丰富

超声诊断　左侧颈动脉分叉处实性低回声肿物，考虑颈动脉体瘤（图 3-10-2，图 3-10-3）。

病理诊断　结合免疫组化，符合颈动脉体副神经节瘤。

※ **评述**

疾病概述

◆ 副神经节包括颈动脉体、主动脉肺动脉体、颈静脉鼓室、迷走神经体、喉和散在身体其他部位的副神经节；

◆ 副神经节瘤中以颈动脉体（副神经节）瘤最多见；

◆ 颈动脉体瘤来源于颈动脉体化学感受器，发病率较低，可发生于 20～80 岁，50 岁左右好发，多单侧发病（约 90%）；

◆ 其原因：①与长期的慢性低氧有关；②与基因突变相关。

◆ 恶性颈动脉体瘤＜10%。

症状体征

◆ 肿瘤多位于下颌角处，质地韧，可伴搏动性，可左右移动，不可上下移动；

◆ 肿瘤的不断生长，压迫血管、牵拉神经，部分患者出现脑缺血（耳鸣、眩晕、视物模糊）或颅神经受累（吞咽困难、声音嘶哑、伸舌偏向患侧）症状；

◆ 手术为首选治疗。

病理

◆ 颈动脉分叉处肿物，颈动脉分叉夹角增大；

◆ 多无包膜，生长缓慢，瘤体增大后沿动脉壁发展，逐渐包绕动脉分叉、颈总及颈内、外动脉；

◆ 与动脉外膜紧密粘连，难以分离，不累及血管内、中膜；

◆ 颈动脉体瘤单靠组织学检查不能鉴别良恶性，鉴别病理性质主要依据脉管瘤栓、局部浸润、远处转移。

临床分级

根据颈动脉受侵程度将颈动脉体瘤分为三级：

Ⅰ级：瘤体与颈动脉粘连较少，容易行单纯瘤体切除术；

Ⅱ级：瘤体与颈动脉粘连较多，部分包绕颈动脉，瘤体可被切除，但有术中血管阻断或重建的风险；

Ⅲ级：瘤体巨大，将颈动脉完全包裹，术中须行颈动脉切除并重建。

超声表现

正常颈动脉体超声检查不显示，颈动脉体瘤主要表现有：

◆ 位置：颈动脉分叉处（体表下颌角处）；

◆ 颈动脉分叉处夹角变大；

◆ 实性低回声，呈圆形或分叶状；

◆ 瘤体较大时常包绕颈动脉系统，与血管壁粘连，但不侵犯血管内、中膜；

◆ 丰富的动静脉血流信号，动脉为主，高速低阻；

◆ 可左右移动，不可上下移动。

鉴别诊断

与真（假）性颈动脉瘤、神经鞘瘤、腮腺肿物、颈部淋巴结鉴别：

◆ 真性颈动脉瘤为动脉管腔局限性扩张；假性动脉瘤为动脉旁包块，与颈动脉相通，血流信号杂乱；

◆ 神经鞘瘤位置较深，不包绕颈动脉，颈动脉间夹角无增大；

◆ 腮腺肿物／鳃裂囊肿，多位于耳垂下方腮腺区，与颈动脉无密切关系；

◆ 颈部淋巴源性肿物，有淋巴结特征，易鉴别。

另附病例 1

※ 病史

患者女性，42 岁，发现右颈部肿物 1 周，触诊：右下颌角处无痛性肿物，质韧，有搏动性，速率与心率一致，界限清楚，可左右移动，不可上下移动。

※ 超声

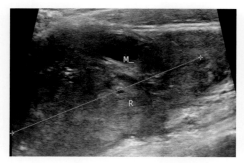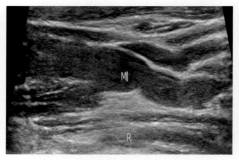

图 3-10-4　右侧颈动脉分叉处低回声实性肿物，内部回声不均匀，包绕颈动脉窦部及颈内、外动脉，沿颈动脉向下延伸达甲状腺水平

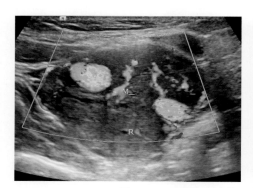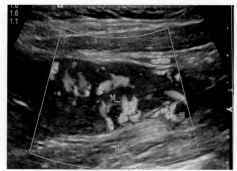

图 3-10-5　肿物血流信号丰富，包绕颈内、外动脉

超声诊断　右侧颈动脉分叉处实性低回声肿物，考虑颈动脉体瘤（图 3-10-4，图 3-10-5 ）。

病理诊断　结合免疫组化，符合颈动脉体副神经节瘤。

另附病例 **2**

※ 病史

患者女性，42 岁，发现左颈部肿物 10 余天，触诊：左下颌角处无痛性肿物，质韧，有搏动性，速率与心率一致，界限清楚，可左右移动，不可上下移动。

※ 超声

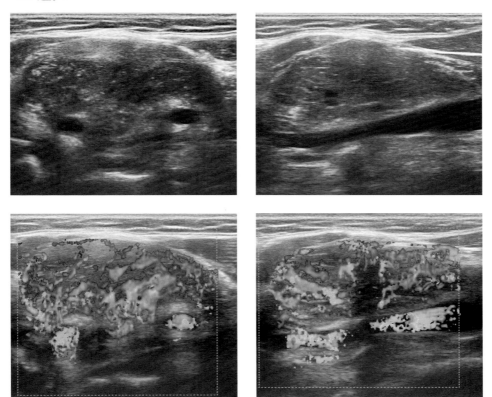

图 3-10-6 　左侧颈动脉分叉处低回声实性肿物，内部回声不均匀，
包绕颈动脉窦部及颈内、外动脉，肿物血流信号丰富

超声诊断 　左侧颈动脉分叉处实性低回声肿物，考虑颈动脉体瘤（图 3-10-6）。

病理诊断 　结合免疫组化，符合颈动脉体副神经节瘤。

另附病例**3**

※ **病史**

患者女性，25 岁，发现双侧颈部肿物 3 天，触诊：双侧下颌角处无痛性肿物，质韧，有搏动性，速率与心率一致，界限清楚，可左右移动，不可上下移动。

※ **超声**

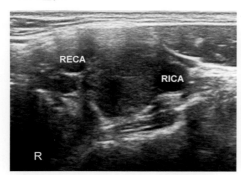 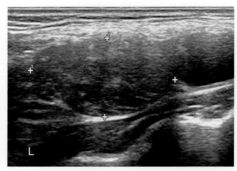

图 3-10-7　双侧颈动脉分叉处均可见低回声实性肿物，包绕颈动脉窦部及颈内、外动脉

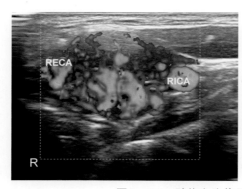 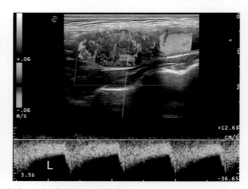

图 3-10-8　肿物血流信号丰富，包绕颈内、外动脉

超声诊断　双侧颈动脉分叉处实性低回声肿物，考虑颈动脉体瘤（图 3-10-7，图 3-10-8）。

病理诊断　结合免疫组化，符合颈动脉体副神经节瘤。

（冯婷华）

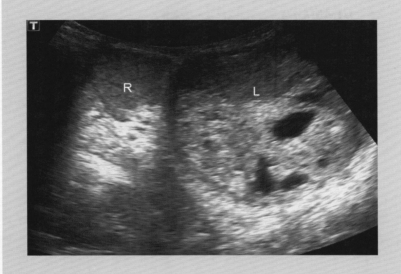

【第四章】

男性生殖系统

第一节 化脓性睾丸炎

※ 病史

患者男性，36 岁，2 周前感冒、发烧，阴囊憋胀、坠痛 3 天。查体：左侧睾丸压痛阳性，血液白细胞总数（WBC）为 14×10^9/L。

※ 超声

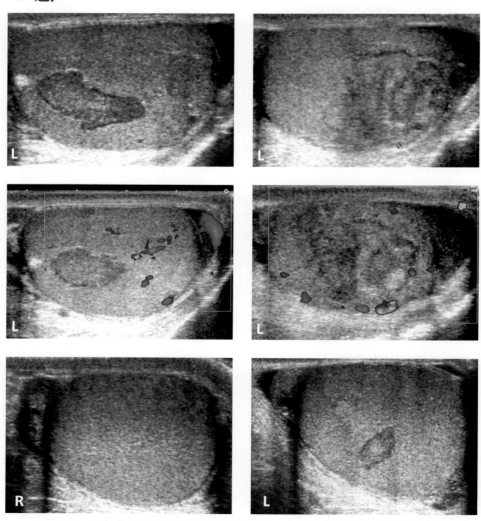

图 4-1-1　左侧睾丸内见两处不均质低回声区，占位效应不明显，边界尚清楚，
形态不规则，周边见少量血流信号；右侧睾丸及双侧附睾未见异常

超声诊断 左侧睾丸不均质回声区（两处），炎性可能性大（图 4-1-1）。

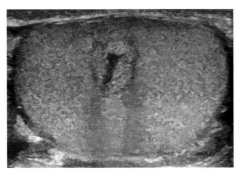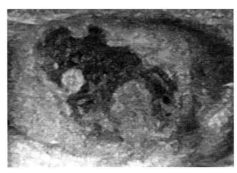

图 4-1-2 两周后复查，原左侧睾丸内病灶出现液性区（⬆）

超声诊断 左侧睾丸不均质回声区伴液化，考虑化脓性睾丸炎（图 4-1-2，图 4-1-3）。

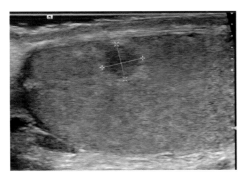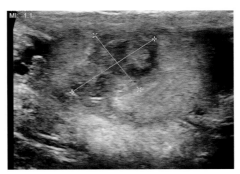

图 4-1-3 消炎治疗 6 周后复查，原病灶体积变小，内部液性区消失

※ 评述

疾病概述

◆ 化脓性睾丸炎少见，病因为细菌感染，多发生于一侧；

◆ 临床根据症状体征（发热、睾丸肿胀、疼痛）、血液 WBC 增高及超声检查可确诊；

◆ 治疗：消炎、局部对症；

◆ 预后：可基本治愈，治疗不完全可迁延为慢性睾丸炎。

诊断要点

◆ 阴囊坠痛，血液 WBC 高；

◆ 超声表现：

（1）睾丸内不均质回声区，占位效应不明显，周边少量血流；

（2）动态观察，病灶大小、回声有变化，消炎治疗有效。

鉴别诊断

◆ 睾丸肿瘤：占位效应明显，病灶内有血流信号；

◆ 睾丸结核：附睾及阴囊常受累，多有钙化。

（宋倩）

第二节　睾丸扭转

病 例 1

※ 病史

患者男性，16 岁，突发左侧阴囊胀疼 4 小时。

※ 超声

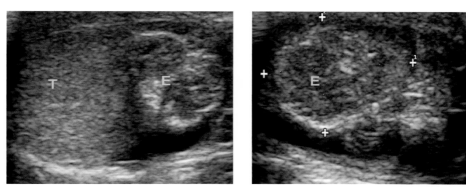

图 4-2-1　左侧睾丸、附睾位置异常，形态饱满，回声减低。T：睾丸；E：附睾

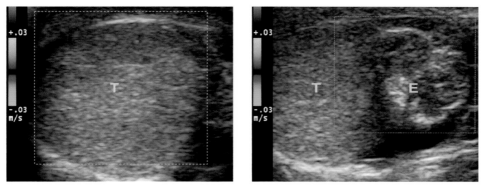

图 4-2-2　左侧睾丸、附睾无血流信号。T：睾丸；E：附睾

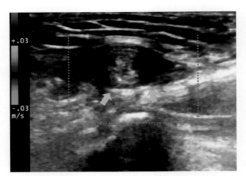

图 4-2-3 左侧精索扭曲成团，
呈 "螺旋状"，无血流信号（↟）

超声诊断 左侧睾丸扭转（图 4-2-1~图 4-2-3）。

术中诊断 左侧睾丸扭转 360°，复位后睾丸血供逐渐恢复，保留睾丸、附睾。

病 例 2

※ 病史

患者男性，17 岁，突发左侧阴囊剧痛 6 小时。

※ 超声

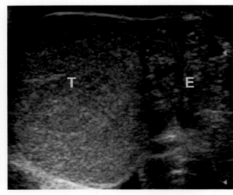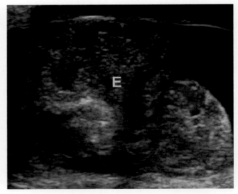

图 4-2-4 左侧睾丸、附睾位置、形态异常，回声减低、不均匀。T：睾丸；E：附睾

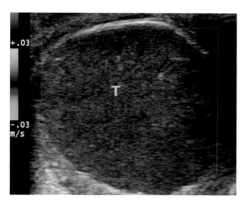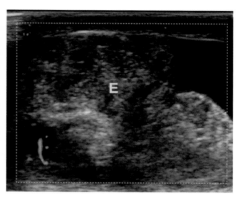

图 4-2-5　左侧睾丸、附睾无血流信号。T：睾丸；E：附睾

超声诊断　左侧睾丸扭转（图 4-2-4，图 4-2-5）。

术中诊断　左侧睾丸扭转 360°，复位后睾丸血供逐渐恢复，保留睾丸、附睾。

病 例 3

※ 病史

患者男性，15 岁，右侧阴囊胀痛 3 天。

※ 超声

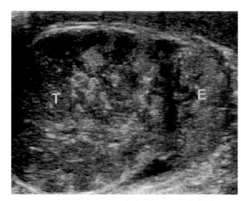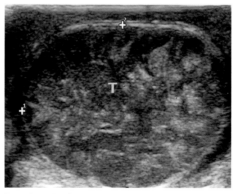

图 4-2-6　右侧睾丸、附睾位置、形态异常，实质回声不均匀、杂乱。
T：睾丸；E：附睾

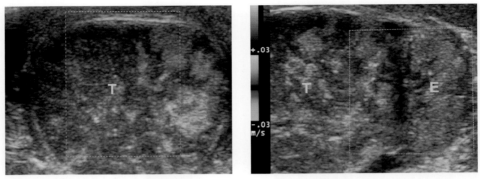

图 4-2-7　右侧睾丸、附睾无血流信号。T：睾丸；E：附睾

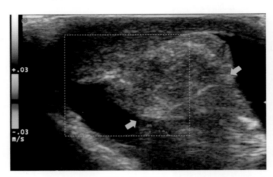

图 4-2-8　右侧精索扭曲成团，无血流信号（ ）

超声诊断　右侧睾丸扭转、坏死（图 4-2-6 ~图 4-2-8）。

术中诊断　右侧睾丸扭转 480°，已坏死液化，切除睾丸、附睾。

※ 病理

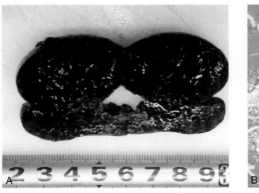

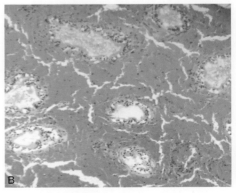

图 4-2-9　间质弥漫性重度出血伴梗死病理组织图
A. 出血、坏死的睾丸组织；B. 实质及间质片状出血，可见曲细精管残影（HE，×40）

病理诊断 间质弥漫性重度出血伴梗死（图 4-2-9）。

病 例 4

※ 病史

患者男性，13 岁，左侧阴囊胀痛 6 天。

※ 超声

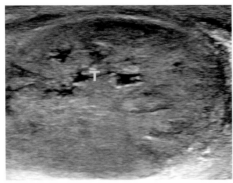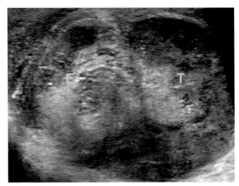

图 4-2-10 左侧睾丸、附睾位置异常，形态饱满，实质回声不均匀，
可见液化区。T：睾丸；E：附睾

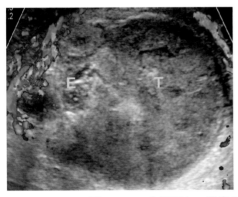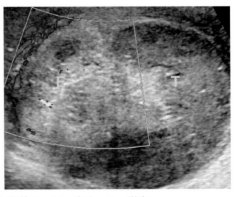

图 4-2-11 左侧睾丸、附睾无血流信号。T：睾丸；E：附睾

超声诊断 左侧睾丸扭转、坏死液化（图 4-2-10，图 4-2-11）。

术中诊断 左侧睾丸扭转 720°，已缺血坏死，切除睾丸、附睾。

※ 病理

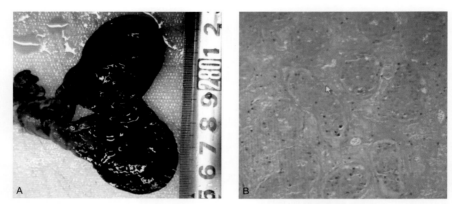

图 4-2-12　广泛出血性梗死、凝固性坏死病理组织图
A. 出血、坏死的睾丸组织；B. 实质及间质片状出血，可见曲细精管残影（HE，×40）

病理诊断　广泛出血性梗死、凝固性坏死（图 4-2-12）。

※ 评述

疾病概述

◆ 又称精索扭转，好发于青少年；

◆ 由于睾丸和精索本身解剖异常或活动度大而引起，导致睾丸血运障碍，甚至缺血坏死；

◆ 是重要的泌尿外科急症之一。

解剖及分型

◆ 分型：鞘膜内型和鞘膜外型（图 4-2-13）。

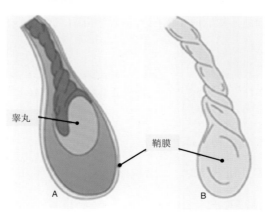

图 4-2-13　鞘膜内型（A）及鞘膜外型（B）示意图

◆ 鞘膜内型（多见）：青少年多见；扭转发生在鞘膜之内；睾丸、附睾、精索扭转（图 4-2-14）。

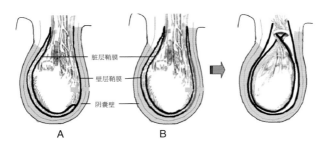

图 4-2-14　睾丸解剖示意图

A. 正常睾丸解剖：后外侧壁层鞘膜与睾丸、附睾及阴囊壁相连（ ➡ ），

使睾丸固定、不易扭转；

B. 钟摆畸形解剖：睾丸、附睾后外侧与脏层鞘膜相连，鞘膜腔完整（ ➡ ），

不能与壁层鞘膜相连，睾丸未固定、易扭转

◆ 鞘膜外型（少见）：新生儿或隐睾者多见；鞘膜、睾丸、附睾、精索均扭转（图 4-2-15）。

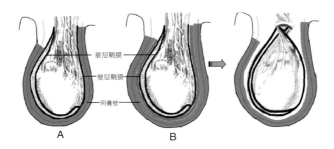

图 4-2-15　睾丸解剖示意图

A：正常睾丸解剖：壁层鞘膜与睾丸及阴囊壁附着好，使睾丸固定、不易扭转；

B：隐睾及婴幼儿睾丸解剖：因睾丸未完全下降，壁层鞘膜未与阴囊壁粘连，

睾丸不能固定、易扭转

病因

◆ 睾丸"钟摆"畸形（鞘膜内型主要病因）；

◆ 鞘膜壁层与阴囊壁附着不完全（鞘膜外型病因）；

◆ 睾丸系膜过长；

◆ 鞘膜壁层在精索的止点过高。

病理

◆ ＜6小时：静脉淤血、间质出血，无梗死，存活率95%～100%（图4-2-16）。

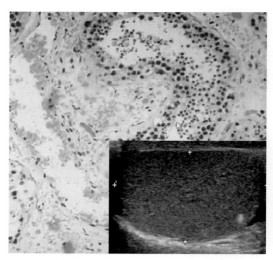

图4-2-16　静脉淤血、间质出血

◆ 6～24小时：重度间质出血，不同程度局灶性损害，存活率20%～70%（图4-2-17）。

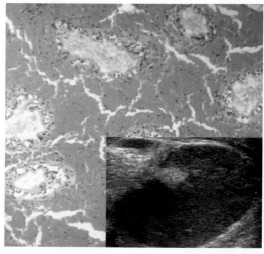

图4-2-17　重度间质出血，不同程度局灶性损害

◆ ＞24小时：广泛出血性梗死、凝固性坏死，存活率几乎为0（图4-2-18）。

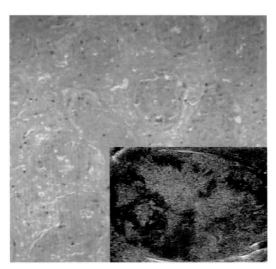

图 4-2-18　广泛出血性梗死、凝固性坏死

◆ 病变程度取决于扭转程度及时间。

临床表现

◆ 青少年多发；

◆ 突发一侧阴囊内绞痛、持续性，可放射到腹股沟及下腹部，有既往史，可自行缓解；

◆ 睾丸上移或横位；

◆ 阴囊抬高试验阳性（托高阴囊时睾丸疼痛加剧）。

超声价值

◆ 对睾丸扭转诊断的不可替代性；

◆ 可直观显示精索形态，对睾丸血供的显示敏感性高；

◆ 准确率为 81% ~ 95%；

◆ 误诊，导致睾丸缺血坏死而被切除。

超声诊断思路

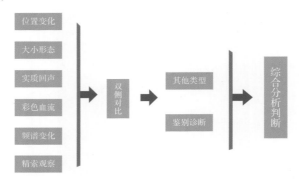

1. 位置变化

睾丸 - 附睾相对位置改变。正常情况下，精索走行自然，附睾位于睾丸后外侧；扭转后，因精索扭转，附睾尾受精索牵拉抬高，附睾不再位于睾丸后外侧，睾丸位置抬高（图 4-2-19 ~图 4-2-21）。

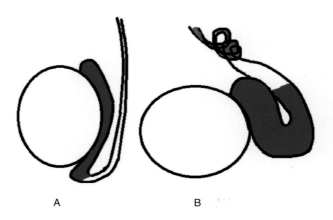

图 4-2-19　睾丸 - 附睾相对位置示意图
A. 睾丸 - 附睾位置正常；B. 睾丸 - 附睾位置扭转

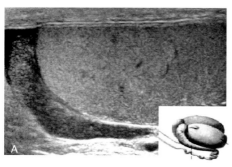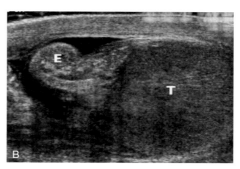

图 4-2-20　睾丸 - 附睾相对位置声像图
A. 睾丸 - 附睾相对位置正常；B. 扭转后睾丸 - 附睾相对位置异常。E：附睾；T：睾丸

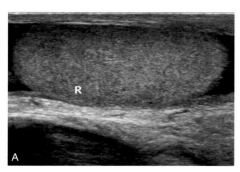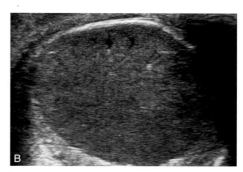

图 4-2-21　睾丸 - 附睾相对位置声像图
A. 睾丸位置正常；B. 扭转后睾丸呈横位

2. 大小形态

随扭转程度、时间而发生变化。急性期（＜ 6 小时）轻度增大；亚急性期（1 ~ 10 天）体积增大；慢性期（＞ 10 天）体积缩小（图 4-2-22，图 4-2-23）。

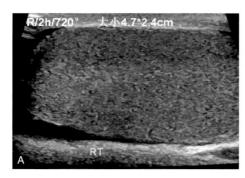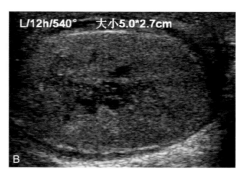

图 4-2-22　睾丸 - 附睾扭转后大小形态声像图
A. 扭转后 2 小时体积轻度增大；B. 扭转后 12 小时体积增大

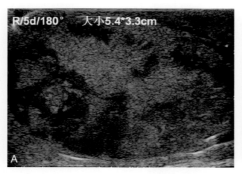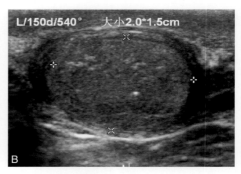

图 4-2-23　睾丸 - 附睾扭转后大小形态声像图
A. 扭转后 5 天体积增大；B. 扭转后 150 天体积缩小

3. 实质回声

随扭转程度、时间而发生变化。< 6 小时回声减低、均匀；6 ~ 24 小时回声减低、内部片状低回声区；> 24 小时回声杂乱、不均质（图 4-2-24，图 4-2-25）。

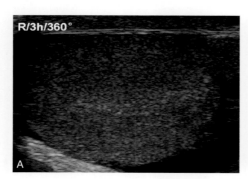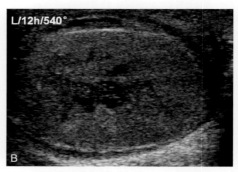

图 4-2-24　睾丸 - 附睾扭转后实质回声声像图
A. 扭转后 3 小时回声减低、均匀；B. 扭转后 12 小时回声减低、内部片状低回声区

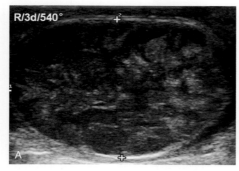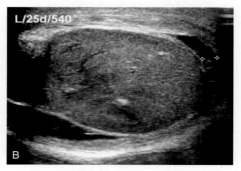

图 4-2-25　睾丸 - 附睾扭转后实质回声声像图
A. 扭转后 3 天回声杂乱、不均质；B. 扭转后 25 天回声杂乱

4. 彩色血流

血流信号减少、消失，减少程度与扭转程度有关（图 4-2-26，图 4-2-27）。

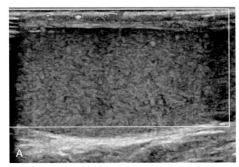
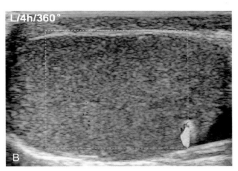

图 4-2-26　睾丸 - 附睾彩色血流声像图
A. 正常睾丸血流；B. 扭转后 4 小时血流信号消失

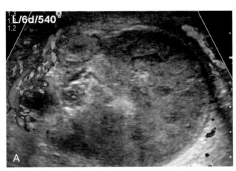
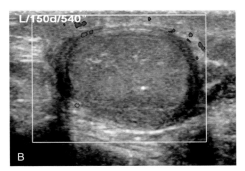

图 4-2-27　睾丸 - 附睾彩色血流声像图
A. 扭转后 6 天睾丸内部无血流信号，周围呈炎性反应，血流信号增多；
B. 扭转后 150 天内部无血流信号

5. 频谱观察

不全扭转早期声像图不典型，须观察动脉频谱协助诊断，不全扭转早期静脉阻断、血流消失，动脉血供仍存在，血流速度减低、频谱改变（图 4-2-28）。

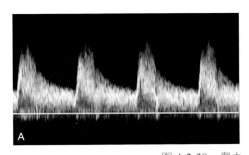
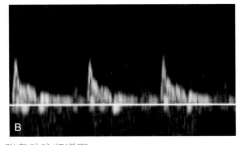

图 4-2-28　睾丸 - 附睾动脉频谱图
A. 正常睾丸动脉频谱，呈"低阻型"；B. 睾丸扭转动脉频谱，血流速度减低、阻力增高

检测要点：动脉血流速度减低；血流频谱阻力增高或减低（观点不一）；双侧对比有差异。

6. 精索观察

直接征象为精索形态发生改变（早于血流动力学改变），其特异度高，敏感性低，部分医师探查意识少（图 4-2-29，图 4-2-30）。

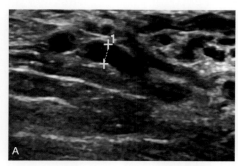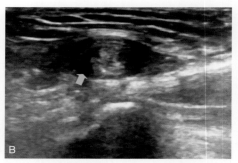

图 4-2-29　精索形态声像图
A. 正常精索走行；B. 扭转后精索扭曲成团（ ⬆ ）

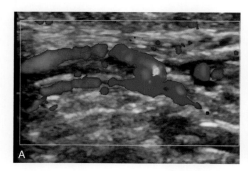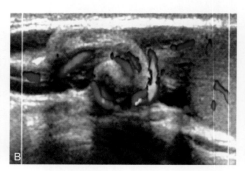

图 4-2-30　精索彩色血流图
A. 正常精索走行平直，血供正常；B. 扭转后精索扭曲成团

7. 双侧对比

必须双侧对比扫查，观察要点为睾丸位置、形态、回声、血流、频谱，精索形态。

8. 其他类型

睾丸 - 附睾间扭转在正常情况下，附睾头、体、尾均与睾丸紧贴，如果仅附睾头或尾与睾丸相连，附睾与睾丸分离，易形成睾丸 - 附睾间扭转（图 4-2-31）。

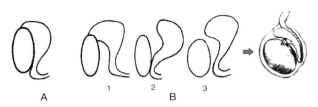

图 4-2-31　睾丸 - 附睾附着解剖示意图
A. 睾丸 - 附睾附着正常；B. 睾丸 - 附睾附着异常

9. 睾丸 – 附睾间扭转的超声诊断要点

◆ 突发一侧阴囊剧痛；

◆ 精索无扭转；

◆ 睾丸 - 附睾相对位置改变；

◆ 睾丸无血供，附睾有血供；

◆ 阴囊突发剧痛，睾丸无血供、附睾血供正常，须警惕睾丸 - 附睾间扭转。

10. 鉴别诊断

◆ 睾丸附件扭转（见本章第三节）。

◆ 腹股沟嵌顿疝（见本章第四节）。

◆ 睾丸附睾炎：睾丸炎表现为睾丸肿大、血流信号丰富，精索走行正常（图 4-2-32）；附睾炎表现为附睾肿大、血流信号丰富，睾丸及精索正常（图 4-2-33）。

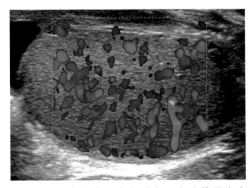

图 4-2-32　睾丸炎：睾丸肿大、血流信号丰富

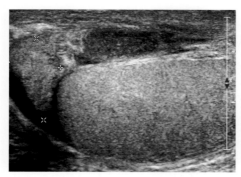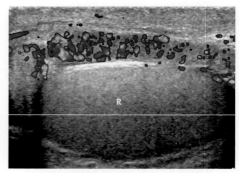

图 4-2-33　附睾炎：附睾肿大、血流信号丰富，睾丸正常

◆ 睾丸破裂：分为挫伤和裂伤，挫伤表现为白膜未破，睾丸内出血、血肿形成；裂伤表现为白膜破裂，睾丸内出血、血肿形成，鞘膜腔内血肿（图 4-2-34，图 4-2-35）。鉴别要点：外伤史；仅挫裂伤区、血肿区无血流信号，精索走行正常。

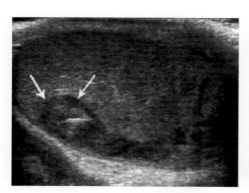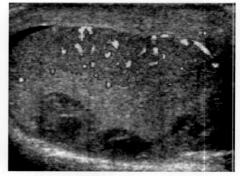

图 4-2-34　睾丸挫伤，白膜完整，实质内片状低回声区，低回声区内无血流信号（↑）

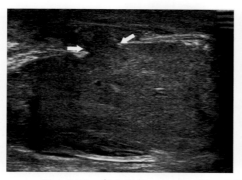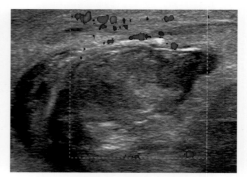

图 4-2-35　睾丸裂伤，白膜中断，实质回声不均匀，鞘膜腔内血肿形成（↑）

◆ 阑尾炎、输尿管结石：睾丸扭转疼痛可放射至腹股沟及下腹部，首诊误诊率高，部分被误诊为阑尾炎、输尿管结石等，因此突发下腹部疼痛患者应注意排除睾丸扭转。

治疗原则是尽早手术复位（6小时内是治疗黄金时间），即使对诊断有怀疑时，也应及时手术探查。

（郝嫦娟）

第三节 睾丸附件扭转

※ 病史

患者男性，11 岁，左侧阴囊疼痛 3 天，查体：左侧阴囊肿胀、触痛阳性。

※ 超声

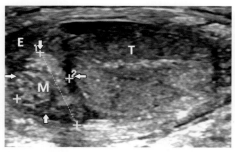

图 4-3-1 左侧睾丸上极与附睾头之间
可见一孤立的肿块，大小为 1.1cm×0.7cm，
左侧睾丸大小形态位置正常。
T：睾丸；E：附睾；M：肿块（↑）

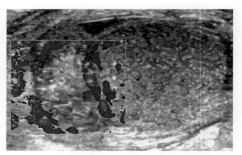

图 4-3-2 CDFI 显示肿块内部无血流信号

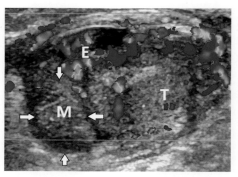

图 4-3-3 左侧睾丸、附睾血供增多，
使无血供肿块更突出，呈"孤岛征"（↑）

超声诊断 左侧睾丸上极与附睾头之间孤立肿块，睾丸附件扭转可能性大。

消炎治疗 2 周后患儿左侧阴囊疼痛减轻，复查超声（图 4-3-1 ~图 4-3-4）。

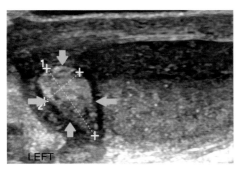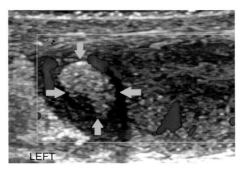

图 4-3-4　左侧阴囊内肿块变小，大小为 0.8cm×0.4cm，睾丸、附睾血供恢复正常（ ⬆ ）

※ 评述

解剖基础

◆ 睾丸附件是苗勒管或午菲管的残留物，无功能，为带蒂的卵圆形小体，常位于睾丸上方，分为睾丸附件、附睾附件等（图 4-3-5）。

◆ 正常超声表现：为睾丸上极实性或囊性小结节（图 4-3-6）。

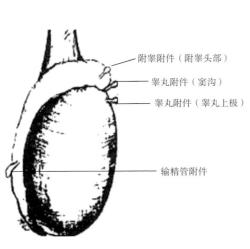

附睾附件（附睾头部）

睾丸附件（窦沟）

睾丸附件（睾丸上极）

输精管附件

图 4-3-5　解剖示意图

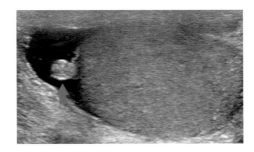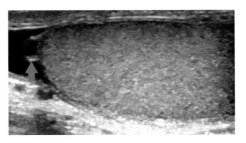

图 4-3-6　睾丸附件（ ⬆ ）正常声像图

疾病概述

◆ 睾丸附件扭转，病因不明（剧烈运动可能是其诱因），是儿童阴囊急性疼痛最常见的病因；

◆ 病理基础：睾丸附件扭转后缺血、肿大，并因局部无菌性炎症，致睾丸、附睾肿胀充血；

◆ 临床特点：

（1）多发生于 5～12 岁儿童；

（2）疼痛较睾丸扭转轻；

（3）发病相对缓慢（多在发病后 24～72 小时以上就诊）。

◆ 治疗转归：明确诊断后多采用保守消炎治疗（短期复查）。

超声诊断及价值

◆ 超声诊断：

（1）结合临床病史；

（2）睾丸上极与附睾头间孤立的肿块，无血供；

（3）睾丸附睾等周围组织血供增多，使无血供的附件更突出，呈"孤岛征"。

◆ 诊断要点：

（1）疼痛；

（2）无血供肿块；

（3）睾丸、附睾正常。

◆ 诊断睾丸附件扭转，超声检查较临床体征更可靠；

◆ 正常情况下超声一般不易显示睾丸附件。

鉴别诊断

◆ 睾丸附件扭转与睾丸扭转症状相似，但治疗预后不同（前者多保守治疗，后者多急诊手术），明确诊断极为重要，超声检查对两者鉴别有重要价值；

◆ 睾丸扭转：睾丸、附睾血供减少、消失，位置、形态、回声异常；

◆ 睾丸附件扭转：①疼痛；②无血供肿块；③睾丸、附睾正常。

（郝嫦娟）

第四节 腹股沟疝嵌顿——注意睾丸扭转

※ 病史

患者男性，22岁，右侧阴囊突发剧痛1天，查体：右侧腹股沟及阴囊肿胀、触痛，睾丸触诊不清。

※ 超声

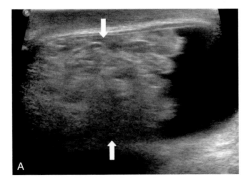 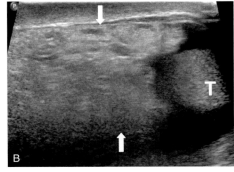

图 4-4-1 右侧精索区及阴囊内网膜样回声（↑），与腹腔相通，不能回纳
A.精索区；B.阴囊内。T：睾丸

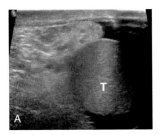 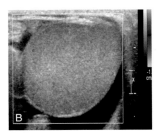 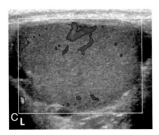

图 4-4-2 右侧睾丸受压，形态位置异常，无血供（图 A，图 B）；
左侧睾丸位置形态血供正常（图 C）

超声诊断 右侧睾丸扭转；右侧腹股沟疝（图 4-4-1，图 4-4-2），嵌顿？

术中诊断 右侧睾丸扭转（精索扭转180°）；右侧腹股沟斜疝。

※ 评述

◆ 嵌顿疝内容物可压迫精索、睾丸，致精索、睾丸扭转；

◆ 超声检查：

（1）腹股沟区可见网膜、肠管，不能回纳；

（2）同侧睾丸、附睾形态、位置异常，无血供。

◆ 治疗：急诊手术；

◆ 体会：超声发现嵌顿疝时，应检查睾丸、附睾，除外扭转。

（郝嫦娟）

第五节 睾丸混合生殖细胞瘤

※ 病史

患者男性，25 岁，左侧阴囊肿物 2 个月余。查体：左侧睾丸体积明显增大，质硬，无压痛。

※ 超声

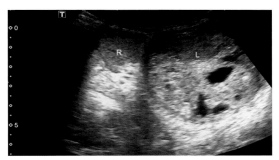

图 4-5-1 左侧睾丸体积明显增大，
大小为 5.9cm×3.4cm×4.9cm，
实质内回声杂乱；右侧睾丸大小正常，
大小为 4.1cm×2.2cm×2.4cm，实质回声均匀

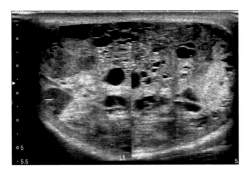 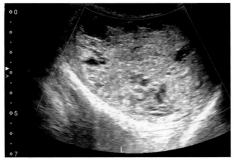

图 4-5-2 左侧睾丸体积增大，正常结构消失，内部回声杂乱，
可见多发小囊性区，未见明显血流信号

超声诊断 左侧睾丸体积增大，正常结构消失，考虑恶性（图 4-5-1，图 4-5-2）。

病理诊断 混合型生殖细胞肿瘤，肿瘤成分为未成熟性畸胎瘤及卵黄囊瘤。

※ 评述

疾病概述

◆ 原发性睾丸肿瘤，分为生殖细胞肿瘤（90%～95%）和非生殖细胞肿瘤（5%～10%），前者约 95% 为恶性；

◆ 睾丸混合型生殖细胞肿瘤由 2 种或 2 种以上不同类型生殖细胞成分构成，最常见的组合是胚胎性癌＋其他生殖细胞成分；

◆ 临床表现：多表现为睾丸肿大、肿块；

◆ 治疗原则：手术＋放疗，部分病例联合化疗；

◆ 预后：肿瘤成分以精原细胞瘤为主，预后较好；以卵黄囊瘤或畸胎瘤为主，预后较好；以胚胎性癌或绒毛膜癌为主，预后较差；

◆ 超声表现：与肿瘤成分及构成比有关。

本例特点

◆ 本例超声表现：睾丸体积增大，正常结构消失，内部回声杂乱，内部多发小囊性区；

◆ 胚胎性癌表现多为回声强弱不均，常合并液化，夹杂点状高回声；

◆ 本例超声图像与胚胎性癌难鉴别。

（李帅）

第六节　睾丸精原细胞瘤

※ 病史

患者男性，36 岁，右侧阴囊肿物进行性增大 40 余天。查体：右侧睾丸体积大，质硬，无压痛。

※ 超声

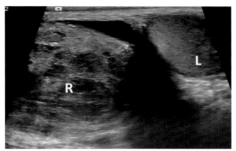

图 4-6-1　右侧睾丸体积明显增大，
实质内回声杂乱；左侧睾丸大小正常，
实质回声均匀

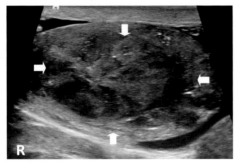 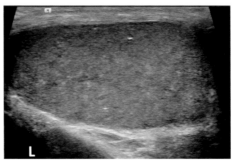

图 4-6-2　右侧睾丸体积增大，白膜完整，内可见一不均质回声实性占位（↑），
边界欠清楚，内部可见多发点状钙化；左侧睾丸大小、形态、回声未见异常

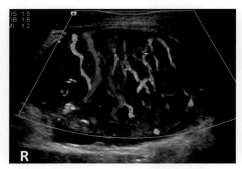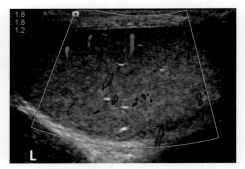

图 4-6-3 右侧睾丸病变区血流信号丰富

超声诊断 右侧睾丸体积增大伴不均质实性占位，考虑恶性（图 4-6-1 ~ 图 4-6-3）。

病理诊断 精原细胞瘤。

※ 评述

疾病概述

◆ 原发性睾丸肿瘤，分为生殖细胞肿瘤（90% ~ 95%）和非生殖细胞肿瘤（5% ~ 10%），前者约 95% 为恶性；

◆ 精原细胞瘤为最常见的睾丸恶性肿瘤，属生殖细胞肿瘤，多见于青壮年和隐睾患者，常为单侧；

◆ 临床表现：多数睾丸肿大，少数人绒毛膜促性腺激素（HCG）升高，可发生淋巴、血行转移；

◆ 治疗：手术配合放、化疗；

◆ 预后较好。

超声特点

◆ 睾丸体积增大，一般为单侧；

◆ 多断面扫查，睾丸内实性占位，多为低回声，边界清楚，多数体积较大，占据大部分睾丸；

◆ 肿瘤内部回声多均匀。

鉴别诊断

◆ 睾丸其他生殖细胞肿瘤：

（1）胚胎癌：不均匀肿块回声，在低回声区内有高回声，可有囊性变及钙化灶；

（2）恶性畸胎瘤：多房复杂囊性病变，内部回声非常杂乱。

◆ 睾丸炎症：不具占位效应，红、肿、热、痛；

◆ 睾丸非生殖细胞性肿瘤：淋巴瘤、白血病，多为双侧受累，结合临床可作鉴别。

超声价值

◆ 超声灵敏度高、安全、经济，在睾丸病变影像学检查中具有独特优势，可以多切面观察肿瘤形态、大小、边界、血流特征，为睾丸病变的首选检查方法；

◆ 生殖系统对放射线敏感，CT 很少用于睾丸病变的扫查，可用于评估肿瘤的转移途径、分期。

（李帅）

第七节　双侧睾丸淋巴瘤

※ 病史

患者男性，29岁，阴囊肿痛不适2年，查体：左侧阴囊肿大，质硬，压痛阳性。

※ 超声

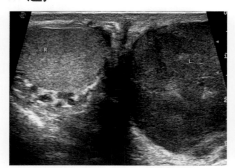
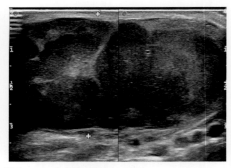

图 4-7-1　左侧睾丸体积明显增大，实质回声弥漫性减低

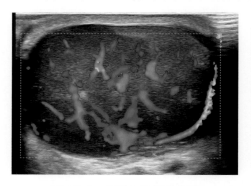

图 4-7-2　内部血流信号丰富

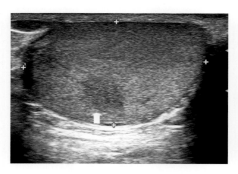
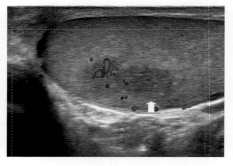

图 4-7-3　右侧睾丸中部片状低回声区（仓），边界不清，内部血流信号较丰富

超声诊断 左侧睾丸实性占位、右侧睾丸中部低回声区，考虑恶性，淋巴瘤待除外（图 4-7-1 ~图 4-7-3 ）。

病理诊断 左侧睾丸切除：弥漫性大 B 细胞淋巴瘤。

术后规范化疗 8 周期后复查，超声显示低回声区消失（图 4-7-4 ）。

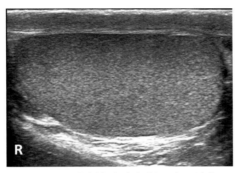

图 4-7-4 右侧睾丸中部低回声区消失

※ 评述

疾病概述

◆ 睾丸淋巴瘤少见，多见于老年人，20% 累及双侧，先后发生；

◆ 超声表现：

（1）单个或多个局灶性低 / 极低回声区，无包膜，回声均匀；

（2）部分病例弥漫性生长，占据整个睾丸；

（3）血流信号丰富。

鉴别诊断

◆ 精原细胞瘤：好发于青壮年，单侧；

◆ 胚胎癌：回声强弱不均，常合并液化，夹杂点状高回声；

◆ 睾丸炎：局部炎性症状，占位效应不明显，回声杂乱。

本例特点

◆ 双侧发病；

◆ 左侧睾丸占位效应明显，恶性征象明显，血流信号丰富。

（宋倩）

第八节　睾丸黏液性囊腺瘤

※ 病史

患者男性，52 岁，左侧睾丸无痛性肿大，质硬，无红肿热痛。

※ 超声

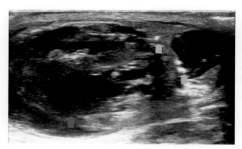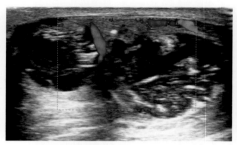

图 4-8-1　左侧睾丸内不均质回声占位，基本占据整个睾丸，
内部可见黏稠液性区（⬆）及粗大钙化斑（⬆），分隔及周边可见粗大血流信号

超声诊断　左侧睾丸囊实性占位伴多发钙化（图 4-8-1）。

CT 诊断　左侧睾丸多房囊性占位，性质待定。

※ 病理

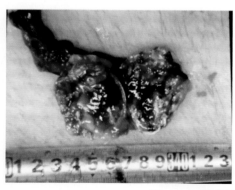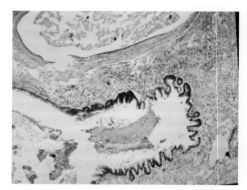

图 4-8-2　黏液性囊腺瘤病理组织图
A. 可见一囊性肿物，内含黏液样物质；B. 囊壁衬覆黏液性上皮，轻度异型（HE，×40）

病理诊断　黏液性囊腺瘤，轻度异型增生（图 4-8-2）。

※ 评述

疾病概述

◆ 黏液性囊腺瘤多发生于卵巢，睾丸者极少见；

◆ 睾丸黏液性肿瘤多为继发性，应全面检查除外原发病灶；

◆ 属交界性肿瘤，罕见，需手术切除；

◆ 本例属原发性、交界性。

诊断要点

◆ 睾丸内多房厚壁囊实性占位，囊性区黏稠；

◆ 囊壁显示血流信号；

◆ 多有散在粗大钙化；

◆ 结合病史除外炎症。

（宋世晶）

第九节 精索恶性肿瘤

※ 病史

患者男性，41 岁，发现左侧腹股沟区肿物 2 个月，查体：左侧腹股沟区不可复性肿物，质硬，无压痛。

※ 超声

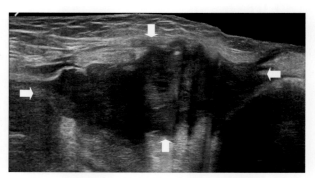

图 4-9-1 左侧腹股沟精索走行区实性低回声肿物（⇧），
大小为 7.1cm×3.0cm×5.3cm

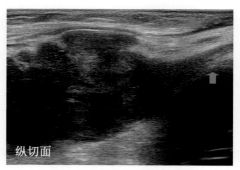 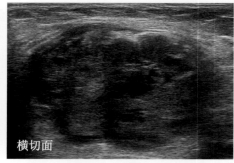

图 4-9-2 肿物边界欠清楚，形态不规则，内部回声不均匀，
纵切面显示肿物与精索关系密切（⬆）

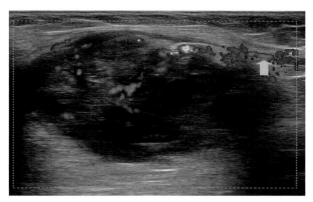

图 4-9-3　肿物内部血流较丰富，来源于精索（⬆）

超声诊断　左侧腹股沟区实性肿物，与精索关系密切（图 4-9-1 ~图 4-9-3）。

※ 病理

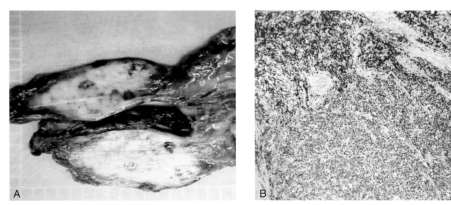

图 4-9-4　精索小细胞恶性肿瘤病理组织图
A.肿物与精索相连，切面呈灰黄色，分叶状，局部区域出血、坏死、界欠清；
B.小细胞呈巢团状排列、浸润性生长（HE，×40）

病理诊断　左侧精索小细胞恶性肿瘤，结合免疫组化考虑分化差的生殖细胞肿瘤
（图 4-9-4）。

※ 评述

疾病概述

◆ 精索肿瘤发生于腹股沟区或阴囊内的精索（包括输精管、血管、淋巴管、结
缔组织、脂肪组织、平滑肌和神经组织），临床罕见，多为良性，脂肪瘤最
常见；

◆ 恶性精索肿瘤多为原发性（肉瘤多见），少数为继发性（常来自胃肠道或泌尿生殖系统，一般同时伴有睾丸、附睾等处的转移灶）；

◆ 治疗原则为手术切除，恶性者可联合放、化疗。

超声价值

◆ 可确定肿物的物理性质（实性），部位（精索区）；

◆ 与周围组织关系、有无淋巴结转移；

◆ 声像图征象典型者，可鉴别良恶性；

◆ 精索肿瘤发病率低，多难以判定其确切部位，超声应慎重诊断。

本例特点

◆ 腹股沟区纵、横断扫查为实性占位性病变；

◆ 与精索关系密切；

◆ 血供来源于精索；

◆ 声像图恶性特征较多。

（李婷婷）

第十节 输精管旁平滑肌瘤

※ 病史

患者男性，49 岁，发现左侧阴囊肿物 20 余年，无压痛。

※ 超声

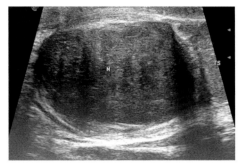
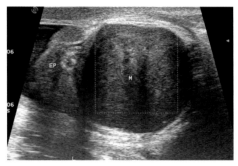

图 4-10-1 左侧附睾区实性低回声肿物，边界清楚，内部回声均匀，少量血流信号

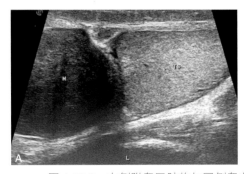
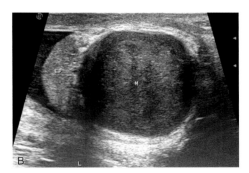

图 4-10-2 左侧附睾区肿物与同侧睾丸（图 A）及附睾头（图 B）均分界清楚

超声诊断 左侧附睾区实性肿物，考虑良性（图 4-10-1，图 4-10-2）。

病理诊断 输精管旁平滑肌瘤。

※ 评述

疾病概述

◆ 输精管旁平滑肌瘤非常罕见，来源于局部间叶组织；

◆ 附睾肿瘤临床少见，80% 为良性，多发生于 20~40 岁，多数为单侧。

鉴别诊断

本例为附睾区肿物，与附睾分界清楚，仍须与下列疾病鉴别：

◆ 急性附睾炎：附睾体积增大，回声减低，血流丰富；

◆ 慢性附睾炎：不规则、不均质低回声肿块；

◆ 附睾结核：不均匀的混合回声包块，可有钙化，病变范围较广，常累及附睾头、体、尾；

◆ 平滑肌肉瘤：不均质低回声肿物，血流信号极其丰富，可累及睾丸。

本例特点

◆ 边界清楚；

◆ 椭圆形实性低回声肿物；

◆ 与睾丸、附睾分界清楚；

综上考虑：附睾区实性肿物，良性。

（张燕霞）

第十一节　阴茎癌

※ 病史

患者男性，84 岁，无痛性肉眼血尿 6 个月，加重 1 个月。查体：包皮长，龟头组织增生糜烂，部分呈菜花样改变，尿道外口不能寻及。

※ 超声

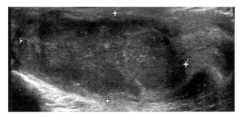

图 4-11-1　龟头至阴茎中段结构紊乱，
可及实性低回声肿物，
大小为 5.8cm×2.6cm×3.5cm，
内部回声不均匀

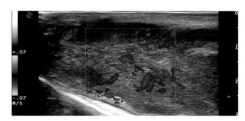

图 4-11-2　肿物内部血流丰富、杂乱

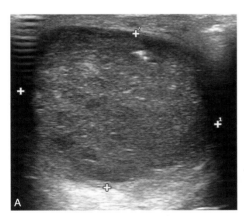

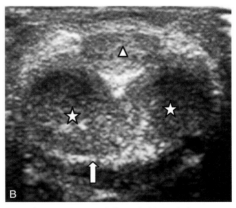

图 4-11-3　阴茎横断扫查：病变阴茎（图 A）鞘状白膜及海绵体正常结构消失；
正常阴茎（图 B）可见尿道海绵体（△），阴茎海绵体（☆），鞘状白膜（↑）

超声诊断　阴茎实性肿物，考虑恶性（图 4-11-1 ~图 4-11-3）。

病理诊断　阴茎鳞状细胞癌。

※ 评述

疾病概述

◆ 阴茎癌与包皮垢长期刺激有关，多为鳞癌（约占95%），其次为间质恶性肿瘤；

◆ 临床表现：早期不易发现，后期为包皮或阴茎头的硬结，可呈菜花状，伴感染时可形成溃疡；

◆ 淋巴结转移是重要的不良预后因素。

诊断要点

◆ 瘤体较小时，不易诊断；

◆ 较大时可见：

（1）阴茎内部低回声肿物；

（2）肿物内部血供丰富；

（3）常有斑点状钙化；

◆ 晚期可压迫或浸润尿道海绵体；

◆ 腹股沟淋巴结可肿大。

超声价值

◆ 超声可了解病变范围及海绵体浸润情况；

◆ 观察肿瘤血供状况；

◆ 观察有无腹股沟及盆腔淋巴结转移。

另附病例 1

※ 病史

患者男性，63 岁，阴茎肿物半年。

※ 超声

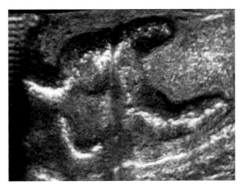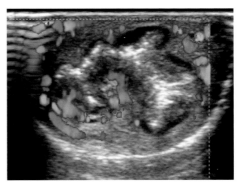

图 4-11-4　阴茎前段包皮内不均质回声肿物，大小为 6.1cm×2.5cm，边界不清楚，形态不规则，内部多发点状强回声，血流丰富，与龟头分界较明确，海绵体连续性尚可

超声诊断　阴茎包皮内实性肿物，考虑恶性（图 4-11-4）。

病理诊断　高分化鳞状细胞癌。

另附病例 2

※ 病史

患者男性，58 岁，阴茎肿物 4 个月，伴瘙痒不适 10 天。

※ 超声

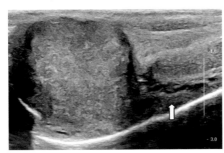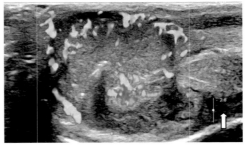

图 4-11-5　阴茎前端实性低回声占位，大小为 3.0cm×2.4cm×3.2cm，累及海绵体（个），内部可见斑片状强回声，血供丰富

超声诊断 阴茎前端富血供实性占位，考虑恶性（图 4-11-5）。

病理诊断 鳞状细胞癌。

另附病例❸

※ 病史

患者男性，56 岁，阴茎肿物 3 个月。

※ 超声

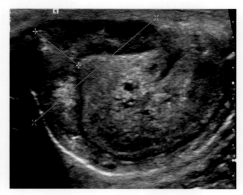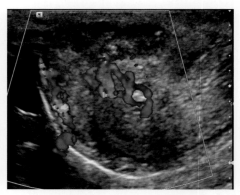

图 4-11-6　阴茎龟头右侧低回声肿物，边界不清楚，形态不规则，血供较丰富

超声诊断 阴茎龟头右侧低回声肿物，考虑恶性（图 4-11-6）。

病理诊断 鳞状细胞癌。

另附病例❹

※ 病史

患者男性，65 岁，阴茎肿物 2 个月。

※ 超声

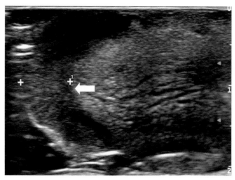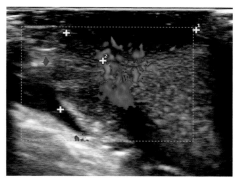

图 4-11-7 阴茎龟头右侧尿道外口旁皮肤及深方不均质低回声肿物，
大小为 1.9cm×0.6cm，形态不规则，部分切面与海绵体分界不清楚（⇧），血供较丰富

超声诊断 阴茎包皮实性低回声肿物，考虑恶性（图 4-11-7）。

病理诊断 鳞状细胞癌。

另附病例5

※ 病史

患者男性，48 岁，阴茎肿物伴不适感 5 个月。

※ 超声

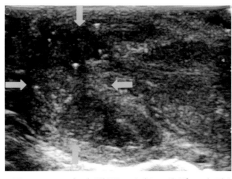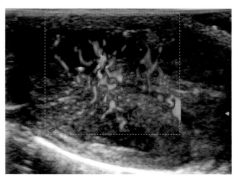

图 4-11-8 包皮增厚，内部不均质回声肿物（⇧），大小为 2.5cm×1.6cm，边界不清楚，
形态不规则，与龟头分界不清楚，内部多发点状强回声，血供丰富

超声诊断 阴茎包皮及龟头实性肿物，考虑恶性（图 4-11-8）。

病理诊断 鳞状细胞癌。

（薛继平）

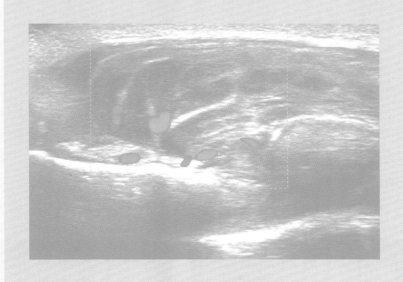

【第五章】

其 他

第一节　子宫圆韧带囊肿

※ 病史

　　患者女性，47 岁，发现左侧腹股沟肿物 3 个月余，伴轻微压痛，增加腹压肿物大小无明显变化。

※ 超声

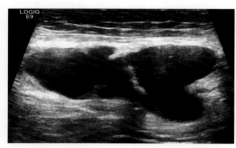

图 5-1-1　左侧腹股沟区无回声肿物，
大小为 7.7cm×4.4cm×3.8cm，
形态欠规则，内部多发分隔，
囊内透声好，囊壁薄

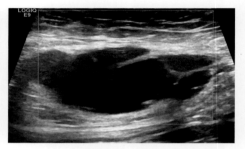

图 5-1-2　囊壁及分隔未见血流信号，
肿物与腹腔不相通，
增加腹压肿物大小无明显变化

超声诊断　左侧腹股沟区囊性肿物，考虑子宫圆韧带囊肿（图 5-1-1，图 5-1-2）。

病理诊断　子宫圆韧带囊肿。

※ 评述

解剖基础

◆ 子宫圆韧带为扁索状，长 10cm ~ 12cm，起于子宫上外侧（输卵管子宫连接处前下方），经过腹股沟管，终止于阴阜及大阴唇，以维持子宫前倾位（图 5-1-3）。

疾病概述

◆ 子宫圆韧带外附固有腹膜，正常情况下两者之间腔隙消失，如局部有残留腔隙并有液体集聚，则形成囊肿，绝大部分位于腹腔外的腹股沟区或阴唇区；

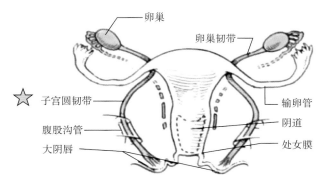

图 5-1-3　女性生殖系统解剖示意图

◆ 子宫圆韧带囊肿发病年龄不等，以中青年多见，液体集聚可能与炎症或外伤有关；

◆ 临床表现：腹股沟或阴唇区肿块，表面光滑，多无压痛，可随体位改变轻微活动，大小无变化；

◆ 治疗：手术。

超声特征

◆ 圆韧带走行区囊性肿块；

◆ 位置较表浅，张力较低；

◆ 透声良好，囊壁薄、光滑，可单发或多发；

◆ 探头加压，病灶不能回纳入腹腔。

鉴别诊断

◆ 腹股沟疝：可表现为囊性结构，内可见肠管或网膜结构，探头加压或改变体位大小可变化，出现绞窄或嵌顿时，有疼痛及肠梗阻现象。

另附病例 1

※ **病史**

患者女性，38 岁，发现右侧腹股沟肿物 6 个月余，质软，形状可轻微变化。

※ **超声**

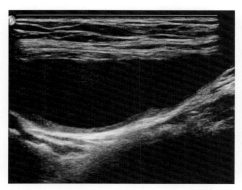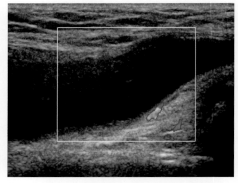

图 5-1-4　右侧腹股沟梭形无回声肿物，大小为 6.9cm×1.3cm，透声好，与腹腔不相通

超声诊断　右侧腹股沟区囊性肿物，考虑子宫圆韧带囊肿（图 5-1-4）。

病理诊断　子宫圆韧带囊肿。

另附病例 2

※ **病史**

患者女性，42 岁，1 个月前无意间发现右侧腹股沟区肿物。

※ **超声**

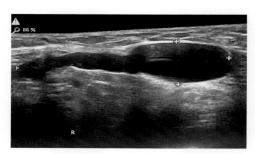

图 5-1-5　右侧腹股沟带状无回声肿物，
大小为 6.5cm×1.6cm，囊壁薄，与腹腔不相通

超声诊断　右侧腹股沟区囊性肿物，考虑子宫圆韧带囊肿（图 5-1-5）。

病理诊断　子宫圆韧带囊肿。

（宋倩）

第二节 腱鞘巨细胞瘤

※ **病史**

患者女性，29岁，左足第三趾肿物一年余伴轻微疼痛。查体：肿物质韧，活动度差。

※ **超声**

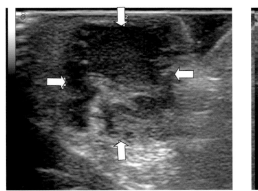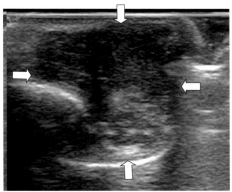

图 5-2-1 左足第三趾趾间关节局部低回声实性肿物（个），大小为 1.6cm×1.3cm，边界欠清楚，形态欠规则，回声不均匀

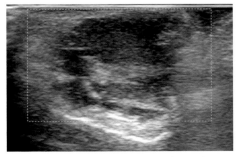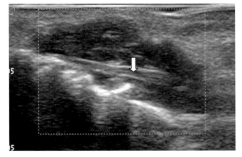

图 5-2-2 横切面超声显示肿物内部及周边未见血流信号

图 5-2-3 纵切面超声显示肿物包绕腱鞘（个）

超声诊断 左足第三趾趾间关节处低回声实性肿物，考虑良性（图 5-2-1 ~图 5-2-3）。

※ **其他影像—MRI**

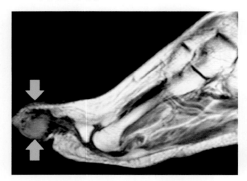 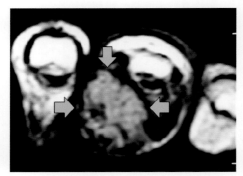

图 5-2-4 矢状位 MR T₁WI
显示病灶等信号（⬆）

图 5-2-5 轴位 MR T₂WI
显示病灶高信号（⬆）

MRI 诊断 左足第三趾皮下软组织占位（图 5-2-4，图 5-2-5）。

※ **病理**

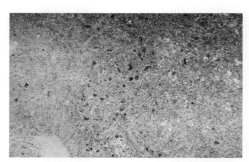

图 5-2-6 多核巨细胞散布于整个瘤组织中，
伴少量慢性炎细胞浸润（HE，×40）

病理诊断 腱鞘巨细胞瘤（图 5-2-6）。

※ **评述**

疾病概述

◆ 腱鞘巨细胞瘤是一种软组织肿瘤，主要发生于手及足部小关节的腱鞘滑膜组织，滑膜纤维组织增生，膨胀性生长，可压迫骨质，甚至骨侵蚀，因肿物内含多核巨细胞，病理属形态学命名；

◆ 分局限型和弥漫型，局限型又称良性滑膜瘤，起源于小关节及腱鞘的滑膜层，是指、趾关节处最常见的软组织良性肿瘤；

◆ 好发于青壮年，女性多于男性，生长缓慢，主要表现为局部无痛性肿块，或有轻微疼痛；

◆ 肿物侵蚀骨质或伸入关节者易复发，复发率为 10% ~ 20%；

◆ 治疗：手术切除。

诊断体会

◆ 指、趾关节处腱鞘周围的实性软组织肿物，首先应考虑腱鞘巨细胞瘤，常须与合并感染后的腱鞘囊肿鉴别。

（赵哲黠）

第三节　背部弹力纤维瘤

※ 病史

患者女性，61 岁，背部右侧肩胛下角区肿物 2 年。

※ 超声

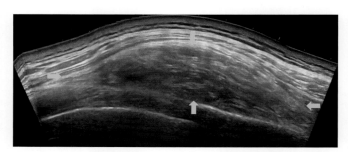

图 5-3-1　宽景成像：背部右侧肩胛下角处肌层内梭形不均质回声肿物（ ⬆ ），大小为 9.7cm×2.3cm×7.7cm，边界欠清晰，形态规则

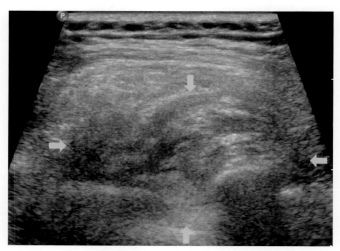

图 5-3-2　背部右侧肩胛下角处肌层内不均质回声肿物（ ⬆ ）

超声诊断　背部右侧肩胛下角处不均质实性肿物，考虑弹力纤维瘤（图 5-3-1，图 5-3-2）。

※ **病理**

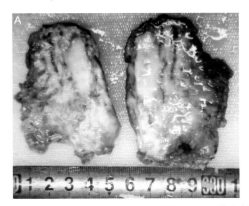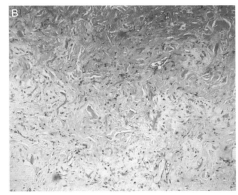

图 5-3-3　弹力纤维瘤病理组织图
A.肿物切面呈灰白、灰黄色，实性，质中；
B.弹力纤维呈淡红色，粗纤维状、串珠状、颗粒状（HE，×40）

病理诊断　弹力纤维瘤（图 5-3-3）。

※ **评述**

疾病概述

◆ 弹力纤维瘤，为成纤维细胞 / 肌成纤维细胞的良性肿瘤；

◆ 有学者认为弹力纤维瘤是一种假性肿瘤，属于机体的一种反应性改变，目前尚无恶变报道；

◆ 中老年多见，女性多于男性，常见发病部位为肩胛下角区域。

诊断要点

◆ 肩胛下角区局部肌层内边界不清的实性肿块；

◆ 多呈梭形，无包膜；

◆ 内部回声不均匀，以中高回声为主，部分可见条索样高低回声相间排列；

◆ 一般无血流信号。

鉴别诊断　须与脂肪瘤、外周神经源性肿瘤鉴别。

（冯婷华）

第四节 下肢软组织肉瘤

※ 病史

患者男性，66岁，左侧大腿肿物1个月余，不伴疼痛，消炎治疗后，肿物大小无明显变化。

※ 超声

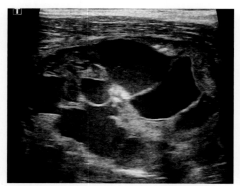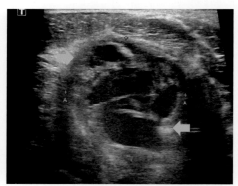

图 5-4-1 左侧大腿外侧上段肌层内囊实性肿物，大小为 7.1cm×4.5cm×4.0cm，肿物部分边界欠清楚（⬆），形态尚规则

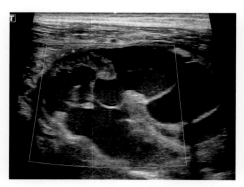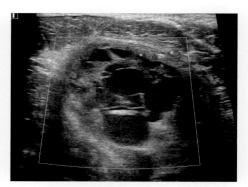

图 5-4-2 囊性部分透声差，实性部分厚薄不均，点状血流

超声诊断 左侧大腿上段外侧肌层内囊实性肿物，恶性可能性大（图 5-4-1，图 5-4-2）。

※ 病理

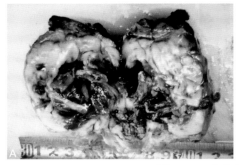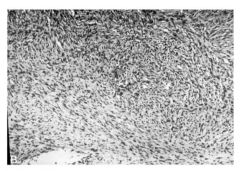

图 5-4-3 未分化肉瘤病理组织图
A. 肿物切面呈灰白、暗红色，多囊性，质脆，表面有包膜；
B. 瘤细胞呈交织的条束状或席纹状排列（HE，×40）

病理诊断 未分化肉瘤（图 5-4-3）。

※ 评述

疾病概述

◆ 软组织肉瘤发病率较低，为来源于脂肪、筋膜、肌肉、纤维、淋巴及血管的恶性肿瘤，约 75% 发生于四肢，最常见于大腿；

◆ 未分化肉瘤恶性程度高，病情进展快，预后差；

◆ 中老年发病率高，无性别差异；

◆ 常表现为无痛性肿块，局部温度可高于正常组织，生长较快，体积较大。

诊断要点

◆ 常位于四肢软组织内；

◆ 中老年发病率高；

◆ 肿物体积较大；

◆ 不均质低回声肿物，可伴出血或坏死区；

◆ 血流信号多丰富。

鉴别诊断

◆ 脂肪瘤/纤维瘤：梭形或椭圆形偏高回声占位，通常无血流；

◆ 表皮样囊肿/皮脂腺囊肿：紧贴皮肤，囊性；

◆ 神经源性肿瘤：沿神经走行，"鼠尾征"；

◆ 血肿：外伤病史，低无回声，实性部分无血流；

◆ 炎性：占位效应不明显，可有脓肿形成，周围组织炎性反应。

另附病例 1

※ 病史

患者女性，59 岁，左侧大腿肿物进行性增大 2 个月余。

※ 超声

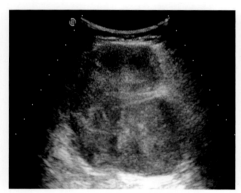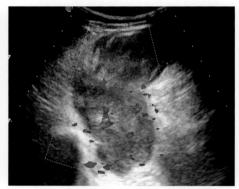

图 5-4-4　左侧大腿外侧肌层内低回声实性肿物，大小为 8.6cm×7.3cm，内部回声不均匀，形态不规则，血供较丰富

超声诊断　左侧大腿外侧肌层内实性肿物，考虑恶性（图 5-4-4）。

病理诊断　多形性未分化肉瘤。

另附病例 2

※ 病史

患者男性，79 岁，脂肪肉瘤术后半年，原部位再次发现肿物。

※ **超声**

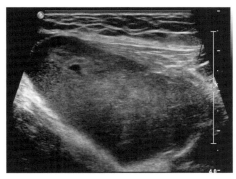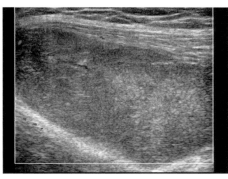

图 5-4-5 右侧大腿上段肌层内低回声实性肿物，大小为 4.9cm×3.6cm×2.0cm，
内部回声欠均匀，少量血流信号

超声诊断 右侧大腿上段肌层内实性肿物，考虑恶性（图 5-4-5 ）。

病理诊断 脂肪肉瘤。

另附病例 3

※ **病史**

患者男性，76 岁，左大腿肿物 2 年，进行性增大半年。

※ **超声**

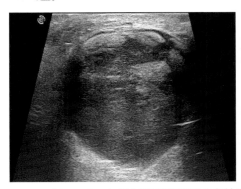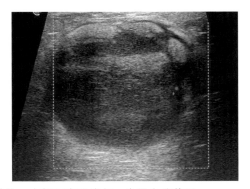

图 5-4-6 左侧大腿下段肌层内实性肿物，内部回声不均匀，少量血流信号

超声诊断 左侧大腿下段肌层内实性肿物，考虑恶性（图 5-4-6 ）。

病理诊断 纤维肉瘤。

（宋倩）

第五节　髓系肉瘤

※ 病史

患者女性，54 岁，右侧大腿疼痛 1 年余，右腹股沟区实性肿物。

※ 超声

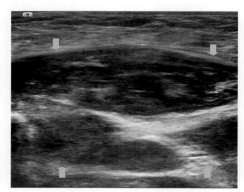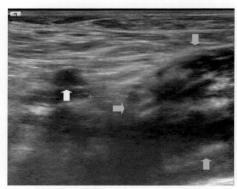

图 5-5-1　右腹股沟区肌层内实性肿物，边界清楚，内部回声不均匀，
肿物（⬆）位于股动脉（⇧）内侧 0.6cm 处

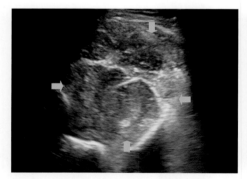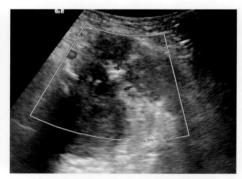

图 5-5-2　肿物大小为 7.6cm×7.1cm，内部少量血流信号（⬆）

超声诊断　右侧腹股沟区实性肿物，性质待定（图 5-5-1，图 5-5-2）。

※ 其他影像学—MRI

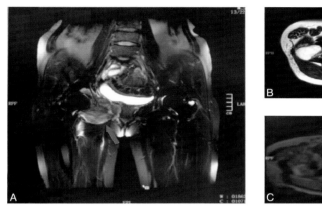
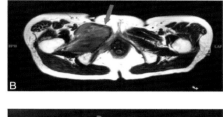
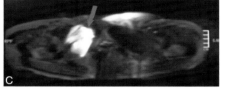

图 5-5-3 MRI 检查右侧盆底软组织肿物
A. MR T$_2$WI 脂肪抑制序列呈稍高信号，肿物累及耻骨支、髋臼及周围肌束（⬆）；
B. MR T$_1$WI 呈高等高信号（⬆）；C. DWI 呈明显高信号（⬆）

MRI 诊断 右侧盆底软组织占位，累及耻骨支、髋臼、直肠系膜，伴少量积液，恶性可能（图 5-5-3）。

※ 穿刺及病理

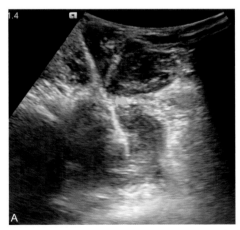
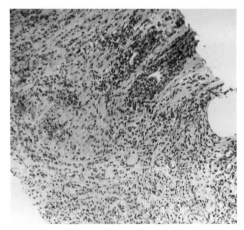

图 5-5-4 髓系肉瘤穿刺病理图
A. 超声引导下穿刺活检（⬆：穿刺针）；
B. 均匀一致的小细胞弥漫浸润性生长（HE，×40）

病理诊断 急性髓系白血病（髓系肉瘤）（图 5-5-4）。

※ 评述

疾病概述

◆ 髓系肉瘤属于急性髓细胞性白血病，发生在骨髓以外，由髓系原始细胞构成的肿物；

◆ 罕见，好发于儿童和青壮年，男性多于女性；

◆ 根据是否伴发髓系白血病，分为孤立性（确诊后 30 天内骨髓涂片无异常）及白血病性。

诊断要点

◆ 临床表现为无痛性肿块，可累及全身各组织器官，以皮肤、淋巴结、软组织、骨骼多见；

◆ 超声表现：实性软组织肿物，具有恶性肿瘤声像图特征，无特异性；

◆ 超声可推测良恶性，确诊需穿刺活检；

◆ 病理诊断主要依靠免疫组化。

治疗与预后

◆ 手术切除，局部放疗，系统化疗；

◆ 及时治疗，多数不发展为白血病，未系统治疗者，常数月、数年内发展为白血病。

另附病例 1

※ 病史

患者男性，30 岁，急性单核细胞白血病 1 年，胸壁结节 1 个月。

※ 超声

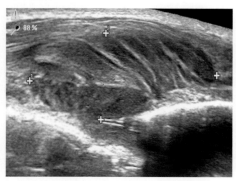 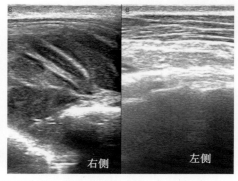

图 5-5-5　胸骨右侧第二肋软骨上方局部肌层肿胀、增厚，回声减低，结构紊乱

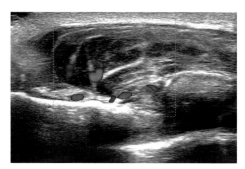

图 5-5-6 病变区内部少量血流信号

超声诊断 胸骨右侧第二肋软骨上方局部肌层肿胀增厚，回声减低，结构紊乱，建议超声引导下穿刺活检（图 5-5-5，图 5-5-6）。

病理诊断 髓系肉瘤。

（史凯玲）

第六节　隆突性皮肤纤维肉瘤

※ 病史

　　患者女性，43 岁，腰背部皮下肿物多年，不伴疼痛，近期快速增大并伴胀痛，查体：肿物隆突，质韧，表面皮肤薄而红，基底部宽（图 5-6-1）。

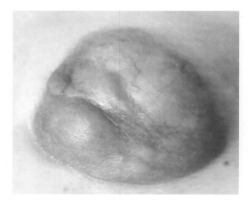

图 5-6-1　肿物外观

※ 超声

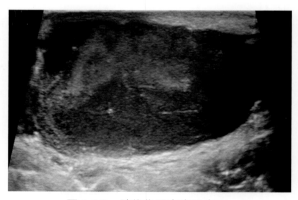

图 5-6-2　肿物位于真皮及皮下，
边界清楚，内部回声不均匀

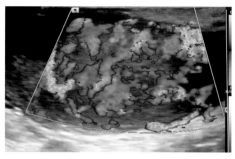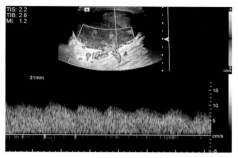

图 5-6-3 肿物内部血流丰富，呈网状，为低速低阻型动脉频谱

超声诊断 腰背部皮下实性低回声肿物，考虑恶性（图 5-6-2，图 5-6-3）。

※ 病理

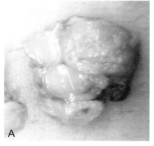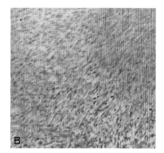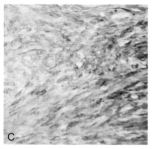

图 5-6-4 皮肤纤维肉瘤病理组织图
A. 切面灰白色，实性，质中；B. 镜下病理可见梭形细胞肿瘤，倾向恶性（HE，×100）；
C. CD34 阳性（免疫组化染色，×200）

病理诊断 考虑皮肤纤维肉瘤（图 5-6-4）。

※ 评述

疾病概述

◆ 隆突性皮肤纤维肉瘤好发于躯干、头颈部和四肢，为隆起于皮肤的肿物，罕见；

◆ 源于真皮层，具有局部侵袭生长潜力；

◆ 瘤体边界清楚，生长缓慢，常数年无变化，可短期变大；

◆ 肿物表面皮肤为红色，深方可向脂肪组织侵犯，甚至累及骨质；

◆ 低度恶性，切除后可复发，但少转移；

◆ 超声可提示位置、大小、边界、内部回声及血流，怀疑恶性者可引导穿刺活检，确诊须病理。

诊断要点

◆ 基底较宽，隆起皮肤的红色肿物；

◆ 位于皮肤层的实性结节；

◆ 低回声肿物，血流丰富；

◆ 多有短期快速生长病史；

◆ 切除后可复发，但少转移。

本例特点

◆ 位于真皮及皮下脂肪层，隆起于皮肤；

◆ 边界清楚，内部回声不均匀；

◆ 血流信号丰富，低速低阻型；

◆ 短期快速生长。

鉴别诊断

本病须与表皮样囊肿、皮脂腺囊肿、毛母质瘤等鉴别。表皮样囊肿、皮脂腺囊肿为囊性病变，无血流；毛母质瘤主要位于皮肤层，头面部多见，青少年多见，多伴钙化，肿物内部少量血流信号或无明显血流，有助于鉴别。

另附病例 1

※ 病史

患者男性，42 岁，腹壁肿物切除术后 6 年，近期切口处再次出现肿物，并伴胀痛，查体：肿物隆突，质韧，表面皮肤薄而红，基底部宽（图 5-6-5）。

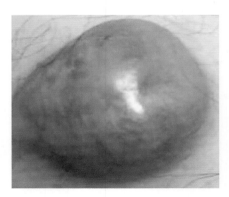

图 5-6-5　肿物外观

※ **超声**

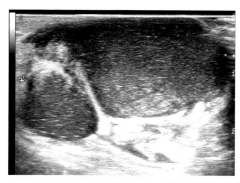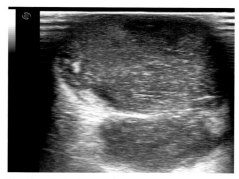

图 5-6-6 低回声肿物，边界清楚，位于真皮及皮下

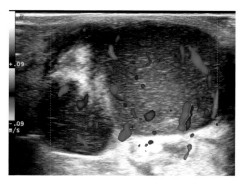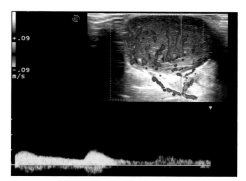

图 5-6-7 肿物内血供丰富，为低速低阻动脉型频谱

超声诊断 腹壁切口处实性低回声肿物，考虑恶性（图 5-6-6，图 5-6-7）。

病理诊断 考虑皮肤纤维肉瘤。

（姚浮成）

第七节　骨肉瘤

※ 病史

患者女性，41 岁，左侧髂腰部疼痛一年余，左下腹触及肿物。

※ 超声

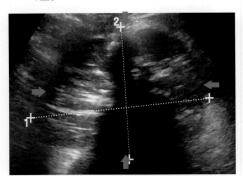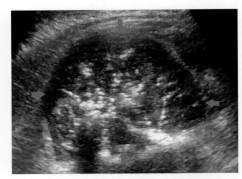

图 5-7-1　左侧髂骨内外侧围绕髂骨的实性肿物（➡），大小为 12.2cm×8.6cm，
边界欠清楚，内部不均质，多发点片状强回声

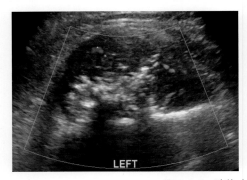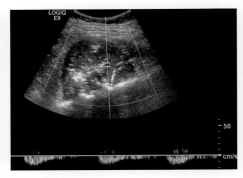

图 5-7-2　肿物内部少量动脉血流

超声诊断　左侧髂骨内外侧实性肿物，局部髂骨受累，考虑恶性（图 5-7-1，
图 5-7-2）。

※ 其他影像及病理

CT 诊断 左侧髂骨恶性占位，软骨肉瘤？

MRI 诊断 左侧髂骨占位，考虑恶性（骨肉瘤 / 软骨肉瘤）。

病理诊断 骨肉瘤。

※ 评述

概述

◆ 骨肉瘤是原发于骨组织的最常见恶性肿瘤；

◆ 青少年多见，下肢多见，长骨干骺端，恶性度高，疼痛明显。

超声表现

◆ 骨周围实性软组织肿物，内部强回声，瘤骨与低回声肿瘤组织相间存在；

◆ 骨质破坏：骨表面粗糙不平，连续性中断；

◆ 血流丰富，动脉血流为主。

超声价值及限度

◆ 常规超声可发现骨周围的软组织肿块；

◆ 如发现骨破坏或强回声瘤骨，提示恶性；

◆ 超声引导下穿刺活检可确定病理性质；

◆ 超声视野小，整体观不及其他影像。

（史凯玲）

第八节　猫抓病

※ 病史

患者男性，22 岁，猫抓伤后 20 天，左侧腋窝肿物，轻度触痛，无局部瘙痒，无红肿破溃，无寒战高热。

※ 超声

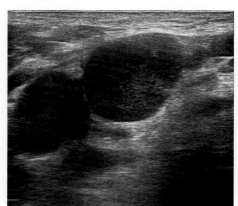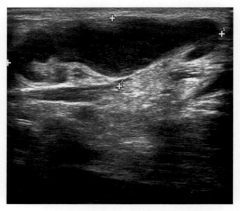

图 5-8-1　左侧腋窝多发肿大淋巴结，较大者为 4.4cm×1.3cm，部分淋巴门结构消失，部分皮质不均匀增厚

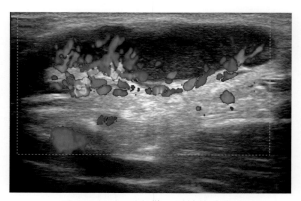

图 5-8-2　门型血供，树枝状分布，部分区域血流丰富，部分区域无血流

超声诊断　左侧腋窝多发淋巴结肿大，性质待定，建议行超声引导下穿刺活检（图 5-8-1，图 5-8-2）。

※ **病理**

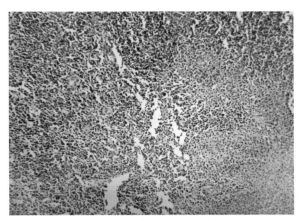

图 5-8-3　肉芽肿形成伴星芒状坏死（HE，×40）

病理诊断　慢性肉芽肿性炎症伴脓肿形成（图 5-8-3），结合病史，符合猫抓病。

※ **评述**

疾病概述

◆ 猫抓病是由 B.henselae 菌属引起的坏死性肉芽肿性淋巴结炎，发病前与猫有密切接触史；

◆ 局部皮损（手部多见）及引流部位（腋窝、颈部）淋巴结肿大、化脓（多达30%）；

◆ 病理镜检：化脓性肉芽肿性炎症；

◆ 病原学：W-S 染色发现革兰阴性多形杆菌（汉赛尔巴通体）；

◆ 为自限性疾病，治疗为对症或手术切除肿大淋巴结。

诊断要点

◆ 淋巴结炎性改变：腋窝、颈部淋巴结肿大，皮质不均匀增厚，血供丰富，部分淋巴门结构消失，部分液化坏死（约30%）；结合病史很关键，确诊需淋巴结活检、病原学检查。

诊断体会

◆ 腋窝、颈部淋巴结肿大，疼痛；

◆ 如能提供猫抓病史，可提示炎性淋巴结，须短期复诊，必要时穿刺活检。

另附病例 1

※ **病史**

患者男性，58 岁，猫抓伤后 15 天，右侧腋窝肿物，疼痛，无局部瘙痒，无红肿破溃，无寒战高热。

※ **超声**

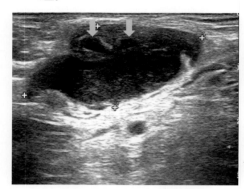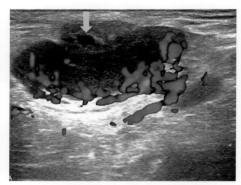

图 5-8-4　右侧腋窝多发肿大淋巴结，较大者为 3.5cm×1.5cm，皮质明显增厚，
内可见坏死液化区（⬆），门型血流，较丰富

超声诊断　右侧腋窝多发淋巴结肿大，性质待定，建议超声引导下穿刺活检（图 5-8-4）。

※ **病理**

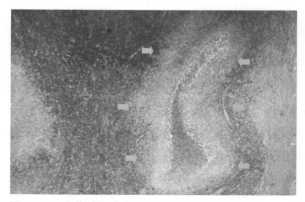

图 5-8-5　肉芽肿形成伴口唇样（⬆）坏死（HE，×10）

病理诊断　慢性肉芽肿性炎症伴脓肿形成（图 5-8-5），结合病史，符合猫抓病。

（肖文丽）

第九节 新生儿肌肉出血——注意血友病

※ 病史

患者男性，4 天，皮肤黄染 1 天，入院检查后排除由其他病变引起的黄疸，蓝光照射治疗后好转。入院后第 10 天查体：左侧肘窝处皮肤肿胀，波及前臂、上臂，表面可见片状瘀斑（图 5-9-1）。

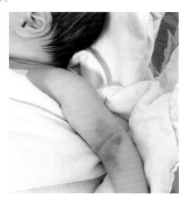

图 5-9-1 左侧肘窝处肿胀、瘀斑

※ 超声

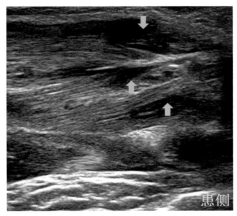

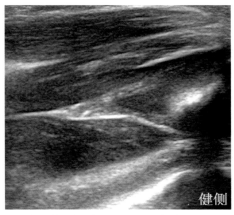

图 5-9-2 双侧对比检查：左上臂肿胀处肱二头肌较对侧增厚，肌层回声增高，
远端可见多处不均质低回声区，边界不清楚（⬆）

超声诊断 左前臂肿胀处肱二头肌内多发低回声区，考虑出血后改变（图 5-9-2）。

※ 实验室检查

◆ 凝血酶时间：13.9 秒（10.3～16.6 秒）；

◆ 活化部分凝血活酶时间：107.3 秒（25.1～36.5 秒）；

◆ 凝血因子Ⅷ活性：0.5%（50%～150%）（诊断依据）；

◆ 凝血因子Ⅸ：42.9%（50%～150%）。

临床诊断

◆ 血友病。

※ 评述

疾病概述

◆ 血友病是一种 X 染色体连锁的隐性遗传性出血性疾病，患者多为男性，女性罕见；

◆ 分为血友病 A（80%～85%）和血友病 B（15%～20%），前者为凝血因子Ⅷ缺乏，后者为凝血因子Ⅸ缺乏，本例属于血友病 A；

◆ 主要表现为关节、肌肉和深部组织出血，外伤或手术后延迟性出血是本病的特点（表 5-9-1）；

◆ 低龄患儿首次出血部位以皮肤为多见，随年龄增长，首发症状以关节出血者逐渐增多。

附：表 5-9-1　血友病临床分型

临床分型	凝血因子活性	出血表现
轻型	＞5%，≤40%	大手术或外伤可致严重出血，罕见自发性出血
中间型	1%～5%	小手术或外伤可有严重出血，偶有自发性出血
重型	＜1%	肌肉或关节自发性出血

超声价值

◆ 评估及量化早期的软组织病变（软组织肿胀出血、关节积液/积血、滑膜增生、含铁血黄素沉积）；

◆ 评估及量化晚期的骨软骨病变（关节软骨破坏、骨表面侵蚀、关节面下骨囊肿形成）；

◆ 随访观察及指导临床治疗。

（薛继平）

第十节 胸壁结核

※ 病史

患者女性，45 岁，咳嗽、咳痰伴乏力、盗汗半年，结核菌素（PPD）试验阳性，发现右胸部肿物 2 周，无局部皮肤红肿热痛及破溃。

※ 超声

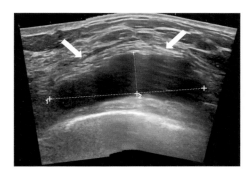 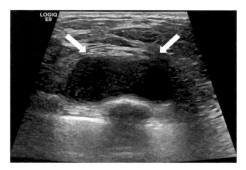

图 5-10-1　右前胸壁肌层深方囊性包块，边界清楚，形态规则（↑）

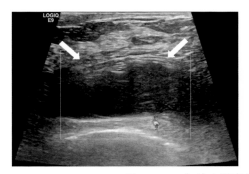 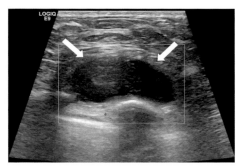

图 5-10-2　包块内透声欠佳，无血流信号（↑）

超声诊断　右前胸壁肌层深方囊性包块，结合临床，考虑结核（图 5-10-1，图 5-10-2）。

※ 其他影像—CT

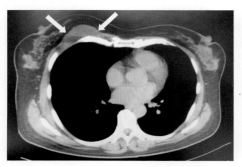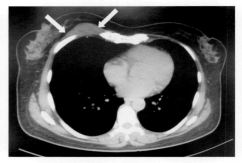

图 5-10-3　CT 显示胸大肌内实性低密度包块（↑）

CT 诊断　右侧胸壁胸大肌内包块（图 5-10-3），炎性（结核）？

病理诊断　慢性肉芽肿性炎症伴坏死，考虑结核病。

※ 评述

诊断要点

◆ 既往有结核病的症状与体征，PPD 试验阳性；

◆ 位于胸壁肌层内，不同回声、不同类型包块，可向表皮破溃或与胸膜腔相通，可侵蚀肋骨或胸骨，造成骨质破坏；

◆ 不典型声像图，应充分结合病史。

超声价值

◆ 超声可观察胸壁结核病变的大小、范围、内部回声，局部骨质是否破坏，是否向表皮破溃或与胸膜腔相通，可诊断病变的物理性质，结合病史及声像图可推测结核性改变。

另附病例 1

※ 病史

患者女性，39 岁，既往结核病史，发现胸壁肿物 5 天。

※ 超声

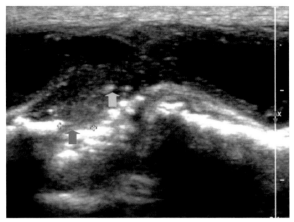

图 5-10-4　胸壁囊实性包块，内部低回声及无回声，
并可见强回声死骨（⬆），局部骨质连续性中断（⬆）

超声诊断　左侧胸壁囊实性包块，考虑结核（图 5-10-4 ）。

病理诊断　慢性肉芽肿性炎症伴坏死，考虑结核病。

另附病例 2

※ 病史

患者女性，44 岁，发现胸壁肿物 1 周。

※ 超声

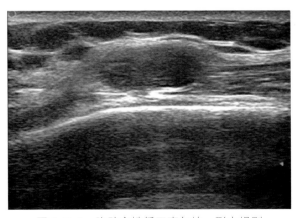

图 5-10-5　胸壁实性低回声包块，形态规则

超声诊断　右侧胸壁实性包块，考虑良性（图 5-10-5），炎性？

病理诊断　慢性肉芽肿性炎症，考虑结核病。

另附病例 3

※ **病史**

患者男性，41 岁，发现左胸壁肿物 12 天。

※ **超声**

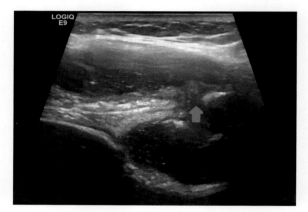

图 5-10-6　左侧胸壁囊实性包块，
结核穿透肋间肌（⬆），
在肋间肌内外形成"哑铃形"病灶

超声诊断　左侧胸壁囊实性包块，考虑结核（图 5-10-6）。

病理诊断　慢性肉芽肿性炎症，考虑结核病。

（肖文丽）

第十一节 髌骨骨折

※ 病史

患者女性，27 岁，孕 30 周，一周前摔倒，右膝盖着地，膝关节肿胀，疼痛。

※ 超声

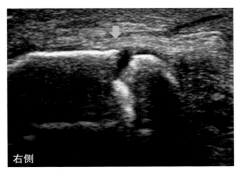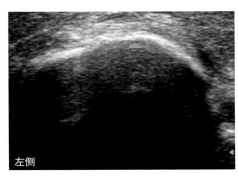

图 5-11-1 双侧对比，右侧髌骨骨皮质连续性中断（⬆）

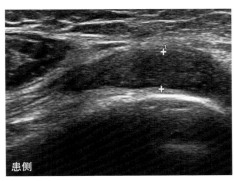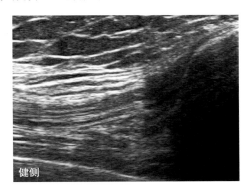

图 5-11-2 患侧髌上囊积液

超声诊断 右侧髌骨骨折伴髌上囊积液（图 5-11-1，图 5-11-2）。

※ 评述

超声价值

◆ 对于明显骨折，超声可以清晰显示骨折部位，评价软组织损伤、有无血肿；

◆ 对于不宜接受 X 线检查者（如孕妇），超声检查可提供有价值的信息。

（冯婷华）

第十二节　肋骨、肋软骨骨折

※ 病史

患者男性，61 岁，车祸致全身多发伤伴右侧血气胸。

※ 超声

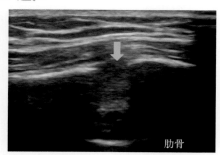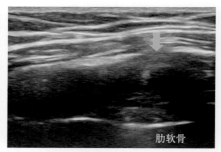

图 5-12-1　右侧第七前肋骨皮质及肋软骨连续性中断（⬆）、分离，
骨折间隙软组织充填

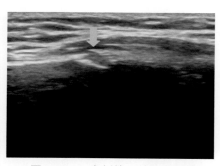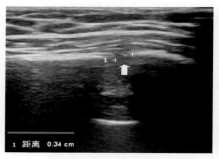

图 5-12-2　右侧第八前肋骨皮质连续性中断（⬆）、错位，断端分离（⇧）

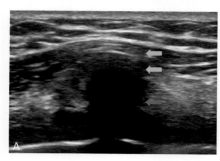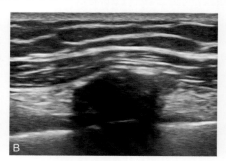

图 5-12-3　肋骨骨折声像图
A. 骨折局部软组织肿胀（⬆），后方可见肋骨声影（⬆）；
B. 正常肋骨周围软组织

超声诊断 右侧第七、第八肋骨及肋软骨骨折伴周围软组织肿胀（图 5-12-1 ～ 图 5-12-3）。

※ 评述

正常肋骨、肋软骨声像图

◆ 肋软骨声像图 ：连续光滑，线状高回声，内部低回声、条带状，部分呈毛玻璃状，后方可见胸膜线，短轴连续弧形。

◆ 肋骨声像图：连续光滑，线状强回声、后方伴声影（图 5-12-4）。

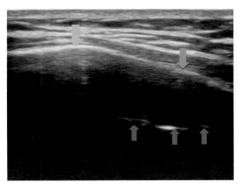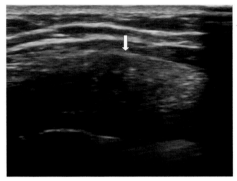

图 5-12-4 正常肋骨、肋软骨声像图

正常肋骨（ ⬆ ）、肋软骨（ ⬆ ），胸膜线（ ⬆ ），部分肋软骨内呈毛玻璃样变（ ⇑ ）

超声价值

◆ 对于不明显的肋骨及肋软骨骨折，常由于胸腹腔结构的重叠，骨折线细微，其他影像学检查有时漏诊，超声检查可作为一种有效的补充。

◆ 对于急危重症、不宜搬动、不宜接受放射线检查的患者，如孕妇，超声检查有一定价值。

（宋世晶）

第十三节　表皮样囊肿

※ 病史

患者男性，40 岁，左侧大腿肿物 10 年。

※ 超声

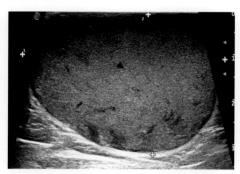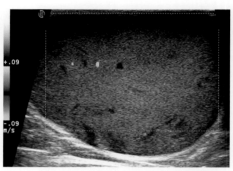

图 5-13-1　左侧大腿内侧皮下囊性肿物，紧邻皮肤层，大小为 5.1cm×3.1cm×5.3cm，包膜完整，内部低回声、细密均匀，后方回声增强，无血流信号

超声诊断　左侧大腿内侧皮下囊性肿物，考虑表皮样囊肿（图 5-13-1）。

病理诊断　表皮样囊肿。

病理特征　内部角化物含水量适中，分布均匀。

※ 评述

疾病概述

◆ 表皮样囊肿又称角质囊肿，系表皮组织包绕的囊肿，囊内为干酪样黏稠的角质物；

◆ 多为单发，可发生在身体各处，多位于头、面、颈和躯干部位的皮肤或皮下组织浅层，亦可发生于腮腺、睾丸、胸壁等处；

◆ 临床多无症状，合并感染时局部有压痛；

◆ 治疗：手术，将囊壁完整摘除，如有囊壁残留，则易复发。

分类

◆ 先天性：为胚胎发育过程中外胚层细胞移行异常所致；

◆ 获得性：外伤、手术或感染时一些表皮组织碎屑随外力或异物植入皮下组织内，不断脱落角化形成。

超声特征

◆ 紧贴皮肤，囊性肿物，（椭）圆形；

◆ 虽为囊肿，但并非典型的液性无回声，声像图因囊内容物成熟度及角质物含量不同而不同，内部多呈均匀细点状低回声，后方回声增强；

◆ 探头加压可形变，内部点状回声可有流动感；

◆ 无血流；

◆ 继发感染，内部可见液性区或钙化；

◆ 囊肿破裂，边缘不清楚，形态不规则，部分病变周围可见血流信号。

鉴别诊断

◆ 皮样囊肿：又称囊性畸胎瘤，胚胎发育过程中残存上皮发展而成，由皮肤及皮肤附件构成，囊内成分相对复杂，回声杂乱、不均匀；位于表皮者，通常不与皮肤粘连，而与基底组织粘连较紧，不易推动，与表皮样囊肿相反。

另附病例 1

※ 病史

患者女性，60 岁，前胸壁肿物 20 年余。

※ 超声

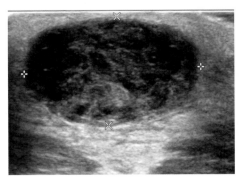 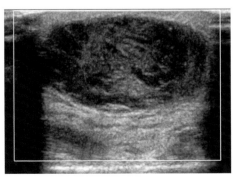

图 5-13-2　前胸皮下囊性肿物，紧邻皮肤层，大小为 2.7cm×1.5cm，
内部回声不均匀，无血流信号

超声诊断 前胸皮下囊性肿物，考虑表皮样囊肿（图 5-13-2）。

病理诊断 表皮样囊肿。

病理特征 内部角化物含水量少，伴脱落上皮及不定性物质。

另附病例 2

※ 病史

患者男性，59 岁，左臀部皮下肿物 20 年余，疼痛 3 天。

※ 超声

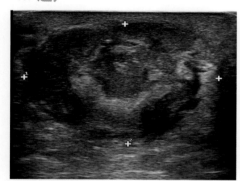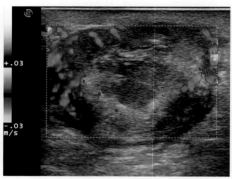

图 5-13-3 左臀部皮下囊实性肿物，紧邻皮肤，大小为 3.6cm×2.8cm，包膜不完整，内部回声不均匀，周边可见血流信号

超声诊断 左臀部皮下囊实性肿物，考虑炎性（图 5-13-3）。

病理诊断 表皮样囊肿，破裂伴肉芽肿反应。

病理特征 囊肿破裂，周围组织异物肉芽肿。

另附病例 3

※ 病史

患者男性，59 岁，左侧睾丸肿大、疼痛。

※ **超声**

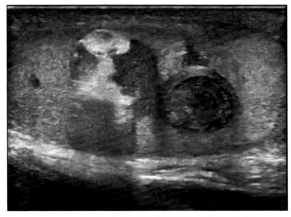

图 5-13-4 左睾丸内囊性肿物，紧邻白膜，
大小为 2.3cm×1.4cm，边界不清楚，内部回声不均匀，
部分呈"螺纹征"，无血流信号

超声诊断 左睾丸内囊性肿物，考虑表皮样囊肿（图 5-13-4）。

病理诊断 表皮样囊肿，部分破裂。

病理特征 病变内部水分含量少，致密角化物呈螺纹环形分布。

（李帅）

第十四节　炎性肌纤维母细胞瘤

※ 病史

患者男性，11 岁，发现右侧小腿肿物 10 个月余。查体：右侧胫骨平台前外侧肿物，质韧，活动度好，无压痛。

※ 超声

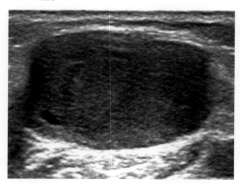 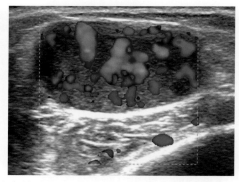

图 5-14-1　右侧小腿上段前外侧皮下脂肪层内实性肿物，大小为 2.6cm×1.3cm×2.5cm，边界清楚，形态规则，内可见小片状无回声区，血流信号丰富

超声诊断　右侧小腿上段前外侧皮下脂肪层内实性肿物，考虑良性（图 5-14-1）。

MRI 诊断　右侧小腿上段前外侧皮下脂肪层内肿物，考虑神经源性肿瘤。

※ 病理

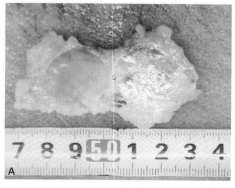 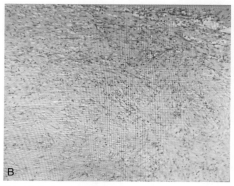

图 5-14-2　炎性肌纤维母细胞瘤病理组织图
A.结节切面呈灰白、灰红色，实性，质略脆，部分区域与周围分界欠清；
B.梭形肌纤维母细胞束状排列，间质呈黏液样（HE，×40）

病理诊断 炎性肌纤维母细胞瘤（图 5-14-2 ）。

※ 评述

疾病概述

◆ 炎性肌纤维母细胞瘤以往称为炎性假瘤，现证明其本质是纤维母细胞 / 肌纤维母细胞性肿瘤，而非炎性病变；

◆ 多数为良性，约 5% 为低度恶性并可远处转移，约 25% 发生局部复发，术后需定期复查；

◆ 儿童和青年多见，主要见于肺部，也见于头颈、躯干、内脏及四肢软组织。

超声表现

◆ 儿童或青少年多见；

◆ 实性肿物，边界清楚，内部回声不均匀；

◆ 血流信号较丰富；

◆ 超声诊断不具有特异性，确诊需要组织病理学检查。

另附病例 1

※ 病史

患者男性，46 岁，左侧腹股沟区触及肿物。

※ 超声

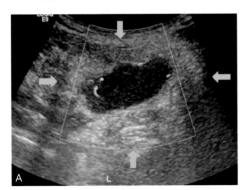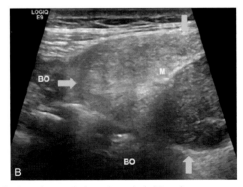

图 5-14-3 左侧腹股沟区混合回声肿物（ ↑ ），周边高回声，中央低回声，
大小为 7.2cm×3.0cm×7.0cm，内部少量血流信号
A. 低频超声扫查；B. 高频超声扫查

超声诊断　左侧腹股沟区实性肿物，恶性可能（图 5-14-3）。

病理诊断　炎性肌纤维母细胞瘤（低度恶性）。

（苏莉莉）

第十五节 恶性外周神经鞘膜瘤

※ 病史

患者男性，64岁，2年间反复发现左侧腋下及左侧胸壁肿物，无局部红肿痛，无咳嗽、乏力、低热盗汗等。

※ 超声

第一次检查（2015年6月）

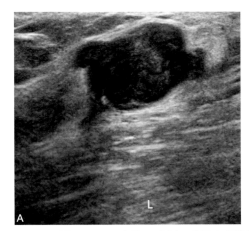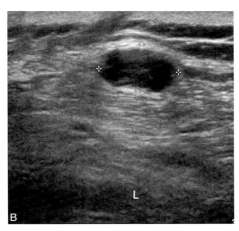

图 5-15-1　左腋下（图 A）及左侧胸壁（图 B）浅肌层内实性低回声肿物，
部分边界欠清楚，形态不规则

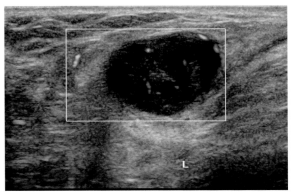

图 5-15-2　左侧腋下肿物周边及内部少量血流信号

超声诊断　左侧腋下及左侧胸壁实性低回声肿物，性质待定，恶性倾向，建议超声引导下穿刺活检（图 5-15-1，图 5-15-2）。

※ **病理**

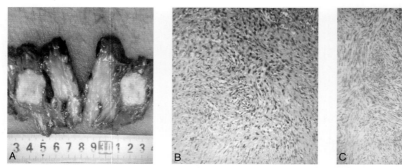

图 5-15-3　恶性梭形细胞肿瘤病理组织图
A.结节切面呈灰白色，实性，质中；B.梭形细胞呈席纹状、编织状排列，细胞核异型性明显，核分裂象易见（HE，×100）；C. Vimentin（＋）（免疫组化染色，×100）

病理诊断　恶性梭形细胞肿瘤，结合免疫组化，倾向恶性外周神经鞘膜瘤（图 5-15-3）。

第二次检查（2016 年 5 月）

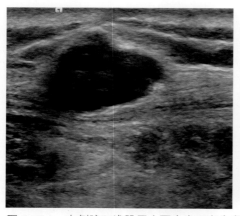 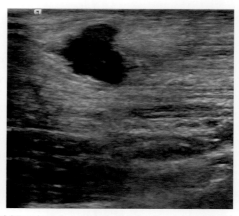

图 5-15-4　左侧腋下浅肌层内再次发现多个实性低回声肿物，部分边界欠清楚，形态不规则

超声诊断　左侧腋下肌层内多发低回声肿物，结合病史，考虑恶性（图 5-15-4）。

病理诊断　恶性梭形细胞肿瘤。

第三次检查（2017 年 2 月）

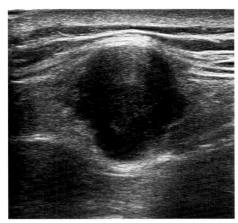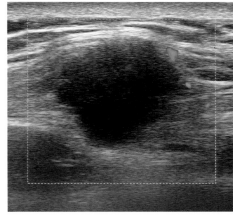

图 5-15-5 左侧胸壁浅肌层内再次发现实性低回声肿物，边界不清楚，
形态不规则，周边少量血流信号

超声诊断 左侧胸壁肌层内多发低回声肿物，结合病史，考虑恶性（图 5-15-5）。

病理诊断 恶性梭形细胞肿瘤。

※ 评述

疾病概述

◆ 恶性外周神经鞘膜瘤，为外周神经间质分化来的肉瘤；

◆ 多见于 20 ~ 50 岁成年男性；

◆ 多位于躯干、四肢近端、腹膜后和纵隔等；

◆ 生长较快，局部复发率高，半数可出现远处转移，外科手术切除为主要治疗
手段；

◆ 病理一般诊断为恶性梭形细胞肿瘤；

◆ 结合免疫组化，病理可提示恶性神经鞘膜瘤。

诊断要点

◆ 好发于躯干、四肢；

◆ 局部反复出现的软组织肿块，生长较快；

◆ 超声可确定肿物部位、物理性质，首次不能推测病理性质，根据病史或复发
可提示恶性；

◆ 超声不易与其他恶性软组织肿瘤鉴别。

※ 病史

患者女性，72 岁，发现腹部肿物半年余，乏力、消瘦。

※ 超声

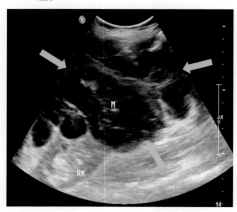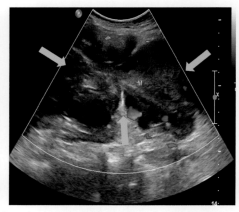

图 5-15-6　右肾周围巨大实性不均质肿物（⬆），与右肾分界不清楚，上界达肝下，
下界达耻骨联合上方，呈分叶状，内部坏死液化，实性部分少量血流信号

超声诊断　腹膜后巨大软组织肿物（图 5-15-6），恶性？

病理诊断　肉瘤，结合免疫组化，考虑恶性外周神经鞘膜瘤。

※ 病史

患者男性，71 岁，发现右侧阴囊肿物 3 个月余。

※ 超声

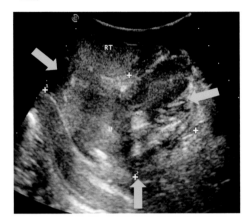 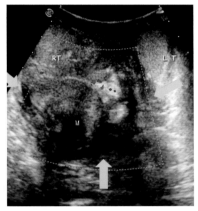

图 5-15-7　右侧阴囊内睾丸（RT）后方实性不均质低回声肿物（ ），
边界不清楚，形态不规则，少量血流信号

超声诊断　右侧阴囊内不均质实性肿物（图 5-15-7），恶性？

病理诊断　恶性梭形细胞肿瘤，结合免疫组化，考虑恶性外周神经鞘膜瘤。

（肖文丽）

第十六节　增生性肌炎

※ 病史

患者女性，37 岁，左大腿外侧上段肿物 1 周，质硬，无触痛。

※ 超声

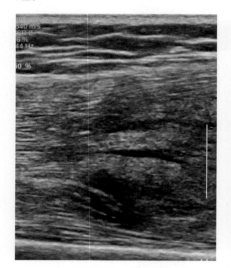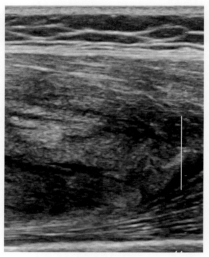

图 5-16-1　纵切面超声显示左大腿外侧上段局部肌层增厚，
回声增高，范围为 6.1cm×4.6cm×3.0cm，形态规则，
边界不清楚，内部不均匀

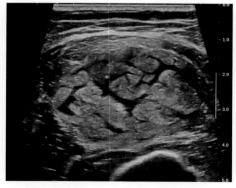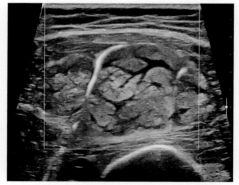

图 5-16-2　横切面超声显示左大腿外侧上段局部肌层增厚、回声增高，内部回声不均匀，
内部多发"裂隙样"低回声，血流信号较丰富

超声诊断 左大腿外侧上段局部肌层增厚、回声异常，增生性肌炎？建议穿刺活检（图5-16-1，图5-16-2）。

※ **病理**

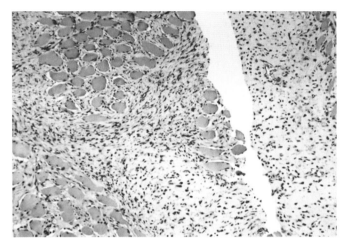

图5-16-3 梭形细胞穿插于横纹肌之间（HE，×100）

病理诊断 考虑肌纤维母细胞增生性病变，倾向增生性肌炎（图5-16-3）。

※ **评述**

疾病概述

◆ 增生性肌炎实质为肌纤维间的炎症，是罕见的肌肉内自限性炎症性疾病；

◆ 病理表现为横纹肌组织间隔和筋膜的纤维母细胞增生性病变，只累及肌肉组织间质，肌束被增生的结缔组织分开；

◆ 病因不明，可能与机械损伤有关，中老年人多见，躯干、四肢、肩胛区多见，常有短期内增大；

◆ 典型者可以自愈，不需要治疗。

超声特点

◆ 纵切面：与肌肉走行方向一致，无包膜，边界不清楚，梭形软组织肿块，似肌组织肥厚且回声增强；

◆ 横切面：肌间隔呈"龟裂纹状"或"铺路石状"；

◆ 影像学可提示病变，但仍需穿刺活检确定性质。

另附病例 1

※ 病史

患者女性，49岁，右侧上臂肿物1周，质韧，活动度好，压痛（+）。

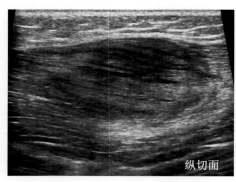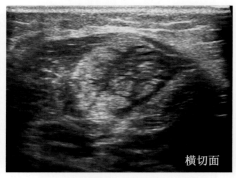

纵切面　　　　　　　　　　　横切面

图 5-16-4　右上臂后外侧局部肌层增厚，回声增高，范围为 4.2cm×2.7cm×6.2cm，形态规则，边界不清楚，内部回声不均匀

超声诊断　右上臂后外侧局部肌层增厚、回声异常，增生性肌炎可能（图5-16-4），建议定期复查或必要时穿刺活检。

病理诊断　考虑肌纤维母细胞增生性病变，倾向增生性肌炎。

（冯婷华）